子宫内膜异位症，了解它，战胜它

主编 赵瑞华

全国百佳图书出版单位
中国中医药出版社
·北 京·

图书在版编目（CIP）数据

子宫内膜异位症，了解它，战胜它 / 赵瑞华主编 .—北京：中国中医药出版社，2021.5（2025.2 重印）

ISBN 978 – 7 – 5132 – 6327 – 6

Ⅰ . ①子…　Ⅱ . ①赵…　Ⅲ . ①子宫内膜异位症 – 防治

Ⅳ . ① R711.71

中国版本图书馆 CIP 数据核字（2020）第 136475 号

中国中医药出版社出版

北京经济技术开发区科创十三街 31 号院二区 8 号楼

邮政编码　100176

传真　010-64405721

河北品睿印刷有限公司印刷

各地新华书店经销

开本 880 × 1230　1/32　印张 8.25　字数 135 千字

2021 年 5 月第 1 版　2025 年 2 月第 3 次印刷

书号　ISBN 978 – 7 – 5132 – 6327 – 6

定价　49.80 元

网址　www.cptcm.com

服 务 热 线　010-64405510

购 书 热 线　010-89535836

维 权 打 假　010-64405753

微信服务号　zgzyycbs

微商城网址　https://kdt.im/LIdUGr

官 方 微 博　http://e.weibo.com/cptcm

天猫旗舰店网址　https://zgzyycbs.tmall.com

如有印装质量问题请与本社出版部联系（010-64405510）

版权专有　侵权必究

《子宫内膜异位症，了解它，战胜它》

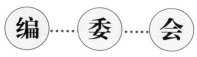
编……委……会

主　编　赵瑞华

副主编　孙伟伟

编　委　李寒宇　曲金好　刘子康　熊　婷
　　　　时　光　鲍美如　杨新春　刘　哲
　　　　张永嘉　徐　冉　孙文杰　侯睿捷
　　　　戴泽琦　韩　倩　杭　天　刘　永
　　　　杨艳环　余燚薇　王洁楠

绘　图　李伟华　石举梅

子宫内膜异位症，"迷"一样的疾病，"难治"之症。

越来越多的育龄期女性，在懵懵懂懂之中已然落入了子宫内膜异位症的"魔爪"。

"疼痛、不孕、复发、恶变"，内异症就是个城府极深的幕后大 BOSS，翻手为云覆手为雨，让小仙女们措手不及，慌乱不已。

初次发现内异症时的茫然，该不该治疗时的彷徨，选择治疗方式时的纠结，治疗后再次复发时的无助，担心是否会恶变时的恐慌……

作为临床医生，我们陪伴过太多的小仙女经历一次又一次的选择。

相似的疑问不断出现：

"我为什么会得内异症？""得了内异症我该怎么办？""内异症真的治不好吗？""怎么能让它不复发？""平时我该注意些什么？"

关于内异症，我们了解得还是不够充分、不够详细、不够全面。

关于内异症，我们想要战胜的，不仅仅是疾病，还有我们自己。

关于内异症，作为医生，想要叮嘱的，都已化为轻松愉悦的语言，写在这本书里。

让我们一起携手，了解子宫内膜异位症，战胜子宫内膜异位症！

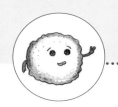

目录

第一章
揭开小 E 的神秘面纱

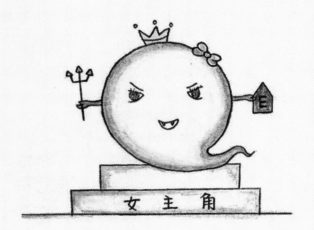

① 小 E 是谁

▎她，历史悠久

首先介绍的，是我们这本书的女主角。

她可是妇科疾病这个江湖上的元老级人物。最早关于她的记载，可以追溯到 4000 多年前的希波克拉底时代，那个时代已经有了她的类似描述——"子宫溃疡"。1860 年，德国病理学家 Carl Von Rokitansky 首先发现了她。而在神秘的东方，古老的中医学则将她列入"痛经""癥瘕""不孕"等疾病的范畴。

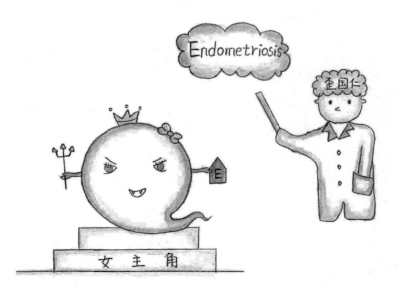

直到 1921 年，一位美国医生 John Sampson 才真正准确地描述了她，并将"Endometriosis"这个芳名赐予了她，翻译成中文就是"子宫内膜异位症"，简称她为"内异症"。本书中，我们称呼她为"小 E"。

▍她，神秘未知

自 19 世纪以来，无数科学家为之倾倒，探索她的奥秘。先后提出"种植学说""体腔上皮化生学说""诱导学说""在位内膜决定论"等多种学说，但均不能完美解答小 E 从何而来。

这些学说中，认可度最高、传播度最广的是"种植学说"与"在位内膜决定论"。

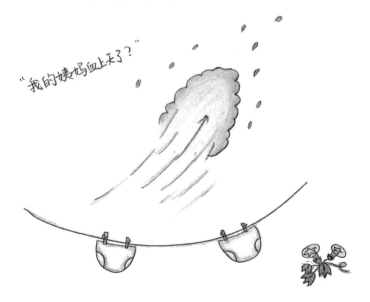

"我的姨妈血上天了？"

"种植学说"认为，小 E 的发生是由于应该在子宫腔生长的"子宫内膜"随着逆流的经血，播散到了子宫腔以外的地方，并且落地生根，野蛮生长。

经血逆流是指月经期剥脱的子宫内膜随经血逆流而上，沿子宫腔－输卵管－盆腔通路，到达并种植于卵巢和相邻的盆腔腹膜，并在这些地方继续生长，也可以通过淋巴及静脉播散到全身。

经血逆流是一种正常的生理现象，80%～90% 的女性可存在这种情况，但为什么其中只有 10%～15% 的小仙女会患上内异症呢？

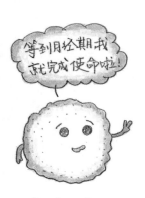

正常子宫内膜细胞

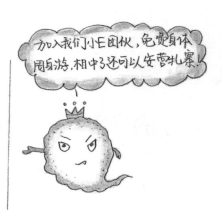

内异症患者子宫内膜细胞

针对这个问题，"妇产界男神"郎景和院士提出的"在位内膜决定论"给出了解释。内异症患者的"在位内膜"（就是安安分分待在宫腔内的子宫内膜），不同于非内异症患者的"在位内膜"。正是这种"与众不同",使得这些特殊的子宫内膜在除宫腔外的其他部位也可以种植、生长、剥落,导致了小 E 的发生。

中医学则把这种差异归为个体的体质差异。

② 小 E 住在哪里

▎她,四海为家

小 E 就像一个吉普赛女郎,具有顽强的生命力,身体的各个地方都可能成为小 E 的温床。

小 E 最常见的居住地是卵巢、腹膜、宫骶韧带、子宫直肠陷凹,少部分调皮的小 E 还会跑到盆腔外作祟,如剖宫产切口周围、外阴,甚至肺部、鼻腔等部位。

住在卵巢的小 E,往往会形成卵巢的异位囊肿,从腹腔镜下打开小 E 的家,就可以看到类似融化的巧克力样的液体流出,这类小 E,就称为"卵巢子宫内膜异位囊肿",俗称"巧克力囊肿""巧囊"。

住在宫骶韧带或者子宫直肠陷凹的小 E,往往行踪隐匿,一般的 B 超等检查手段往往很难发现她们的踪迹,多数通过妇科检查、妇科手术发现,被称为"深部浸润型子宫内膜异位症"。

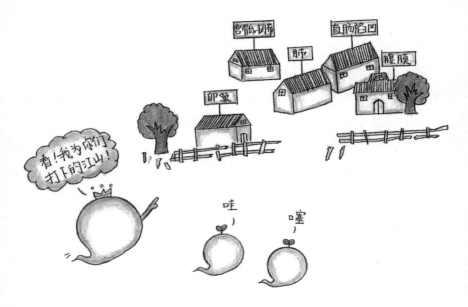

住在腹膜的小 E，往往病灶小，范围广，更加神秘，被称为"腹膜型子宫内膜异位症"。

住在肚皮的剖宫产切口周围、肚脐、外阴、肺部、鼻腔等部位的小 E 就更加的小众、另类了，统称为"其他部位的内异症"。

3 小 E 有多可怕

她，作恶多端

小 E 可不是个单纯无辜的"傻白甜"，那可是妥妥一

枚 "心机 girl"！

疼痛、月经紊乱、不孕、复发，时刻提醒你小 E 的存在！

小 E 作为一个狠角色，可是个不折不扣的暴脾气。

疼痛是小 E 送给 80% 的内异症小仙女的见面礼。小 E 在经期前后突然的情绪发作，会造成剧烈的痛经，而且这类痛经往往会有一次比一次重的特点。每月 1 次的疼痛，折磨得你生不如死，恨不得与大姨妈永世不得相见。除了经期，小 E 平时也会发点小脾气，带给小仙女们的就是绵绵无休的非经期腹痛，严重影响生活质量。

对大姨妈出手捣捣小乱，让月经周期忽前忽后、经期延长、不规则出血等等，都只能算是小 E 的小把戏了。除此之外，驻扎在肠道的小 E 会导致腹痛、腹泻、便秘、便血；驻扎在膀胱的小 E 会导致排尿困难、尿痛、尿血；驻扎在肺部的小 E 会导致胸痛、咳血；驻扎在鼻腔的小 E 会导致鼻血……瞅瞅，这小 E 多会作妖！

最极端的情况下，小 E 受到外力撞击或者其他因素影响，尤其是体积较大的卵巢型小 E，会发生囊肿破裂的情况。原地爆炸的小 E，不仅会把具有活性的异位内膜组织播散到盆腔各个角落，还会导致盆腔内的出血，如果这种出血不能及时停止，就会出现腹腔内大出血的情况，甚至会导致休克而危及生命，需要进行急诊手术。

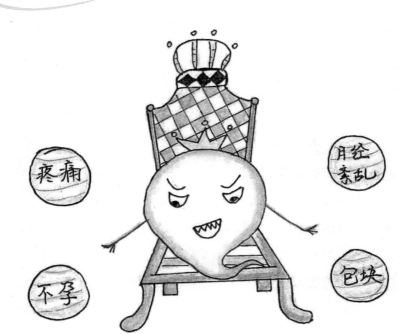

另外，小 E 是个不喜欢宝宝的女主，大概 50% 的内异症小仙女都被小 E 拖了后腿，进入不孕妇女的行列。当小仙女们想要宝宝时，小 E 的出手绝对是稳、准、狠，想方设法进行阻止。

小 E 在扩张地盘的过程中，可能导致盆腔的广泛、致密粘连，造成盆腔的炎性环境，并且从排卵、受精、着床各个角度出手，干扰卵子形成，阻止精卵见面，妨碍受精卵着床。甚至有的小 E 直接生活在阴道后穹窿处，形成触痛的结节，让小仙女们在同房的时候疼痛不已，无法正常进行性生活，从而阻止宝宝的到来。

▌她，缠绵难愈

最后，小 E 可是个彻头彻尾、最会缠人的小妖精！

面对如此棘手的疾病，目前主要的治疗手段包括手术和药物。下下狠心把手术做了、多吃点药就能彻底和这个小妖精拜拜吗？很遗憾，目前所有的治疗方法，均不能彻底根除小 E！即使经过彻底、有效的治疗，小 E 5 年内的复发率仍然可达到 50%！小仙女们千万不要低估她"死灰复燃"的实力，"复发"是小 E 这个妖精最为黏人的特征。我们医生可见到有术后十余年再次复发的内异症患者。

所以，对于小 E，我们需要长期管理，对症治疗，对需治疗。

④ 小 E 为什么会来找我

读完上述的文字，小仙女们是否已经陷入了被小 E 支配的恐惧中？

为什么我就这么"幸运"地被小 E 选中？中彩票都没这么幸运好吧？！真想仰天长啸一句："小 E，你为什么来找我！！！"

下面，我们就从危险因素这个角度来谈一下，小 E 为啥在人群中就和小仙女本仙看对了眼、来了电……

小贴士

问：啥叫"危险因素"？看起来好吓人的啊！

答：所谓危险因素，是指疾病的发生与该因素有一定的因果关系，但是尚无可靠的证据能够证明该因素的致病效应，但是当消除该因素时，疾病的发生概率也随之下降。

举个例子，脂肪肝与高脂饮食有关，吃肉食、油腻食物较多的人容易得脂肪肝，但不是一定会得脂肪肝。如果适当控制饮食，脂肪肝往往也可能会消失，那么，高脂饮食就是脂肪肝的危险因素。

此处适合小仙女们掰着手指头数数看看自己中了几条，也欢迎各种对号入座。

（1）遗传因素

小 E 有明显的家族聚集性，一级亲属（母亲、姑妈、姨妈）中患有内异症者，其发病风险较无家族史者升高 7 ～ 10 倍。这是小仙女们无法选择、无法避免的因素，听天而由命吧！

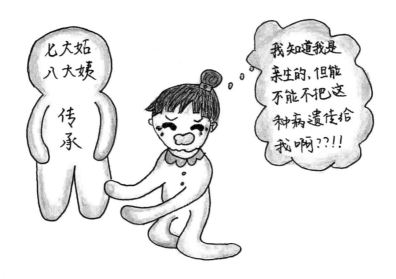

（2）孕产史

生育少、生育晚的妇女发病率明显高于生育多、生育早者。

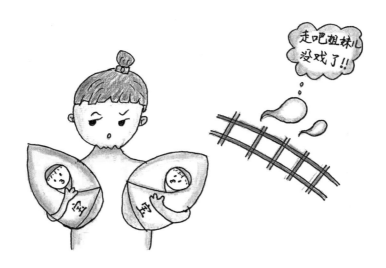

看到这里，小仙女们是不是默默攥紧了小拳头？

女性最佳生育年龄是 24 ～ 28 岁，没有错过这个黄金生育年龄的，抓紧找个老公、积极生娃。

各种忙事业、忙学业已然错过了的，赶紧生娃，或者再来个二娃也还来得及。

早生育、多生育也是控制小 E 的法宝呀！

（3）宫腔操作史

有剖宫产、人工流产、输卵管通液与宫腹腔操作史者，小 E 的发病率明显升高。

所以，永远不要相信流产不会伤害身体这样的鬼话，无痛人流 ≠ 无创人流。人流、刮宫等宫腔操作往往容易造成医源性的内膜种植，做的次数越多、风险越高。

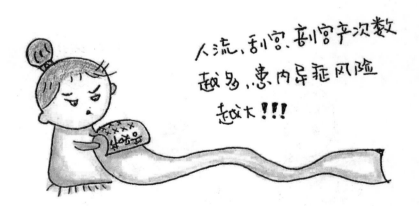

（4）初潮年龄早、月经周期短、经期长、经量多、痛经

初潮年龄早（≤ 12 岁），平均行经时间长（≥ 8 天），

量多以及痛经程度重，发病的危险度相对增加。

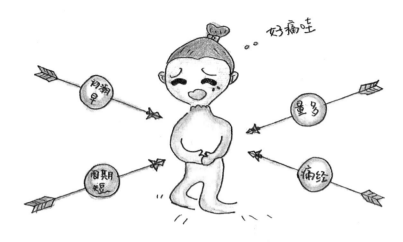

（5）经期运动

月经期运动，如跑步、打球、游泳、骑自行车是危险因素，可能与月经期盆腔充血、运动增加，导致经血逆流有关。

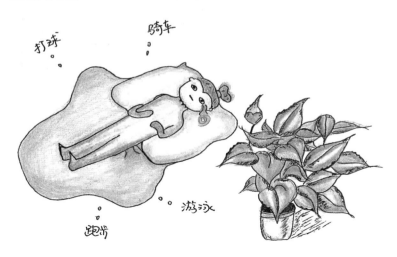

（6）个体因素

小 E 好发于高经济收入、高知识阶层的女性，可能与这类人群在社会、工作及家庭中承受较大的责任和压力，长期处于精神和心理紧张的应激状态有关。

我们在临床中往往会发现一个有趣的现象，一个公司、单位往往会有好几个小仙女一起扎堆得内异症，这种聚集现象可能与她们类似的生活作息情况、压力情况有一定关系。

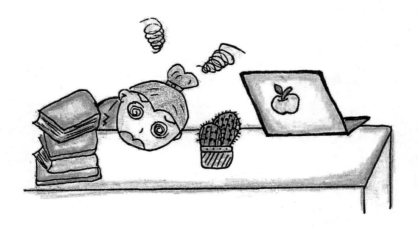

第二章
发现小 E 的蛛丝马迹

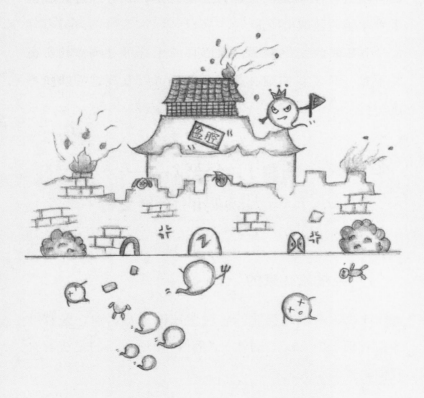

小 E 作为这样一个威力强大、自带光环的大女主，她的成长过程往往是悄无声息的。

比如定居在卵巢中的小 E，大部分患者没有明显的自觉症状，往往是在身体检查或因其他原因看病时被发现。

还有一部分"伪装"技术高超、深藏不露，隐居在腹膜、阴道后穹窿甚至输卵管的小 E，往往常规的 B 超、妇科检查甚至核磁检查都无法发现她，只有经过腹腔镜手术才能逼她现出原形。

小 E 如此变化多端，难道真的无迹可寻吗？其实也并不是，只要我们细心观察，还是可以发现她的蛛丝马迹滴！

① 月经异常——
小 E 与大姨妈的正面交锋

▍月经是怎么来的

月经，是指有规律的、周期性的子宫出血，又被称为"月信""信水""月事""例假"，通俗点的说法就是我们常说的"大姨妈"。

如果用一句话来描述"大姨妈"，那"让人欢喜让人愁"就是最为贴切的了。

来还是不来？什么时候来？来多少？来几天？来的时候会不会不舒服？是小仙女们每个月对"大姨妈"发出的灵魂拷问。

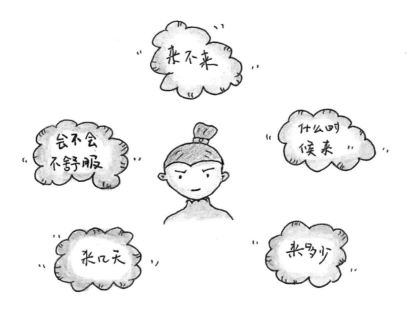

规律造访的时候，烦！每个月都有那么几天，烦躁易怒、腰酸乳胀、肚子痛、乏力、困倦，而且还贪吃，我控制不住我自己啊！

不能按月来？更烦！我的月经呢？大姨妈你怎么还不来？我烦躁、我爆痘，嘤嘤嘤，我不是你最爱的小宝贝了吗？

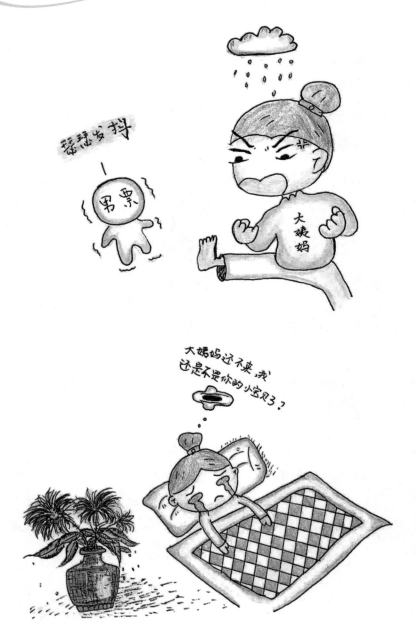

　　月经，她到底是怎么来的？她的顶头上司又是谁呢？

　　月经的形成其实非常复杂，受到体内很多器官的多重支配，想要猜透她的心思可不容易。支配大姨妈的指挥系统叫作"下丘脑－垂体－卵巢"轴。通过这套指挥系统，各种激素各司其职，分别给不同的器官下达命令，安排它们按部就班地完成各类生理活动。其中的雌激素、孕激素是小仙女们比较熟悉的小伙伴了，它们两个就像一对相爱相杀的恋人，在指挥系统的作用下，分别对子宫内膜产生作用，促进子宫内膜周期性生长、脱落，从而产生月经。

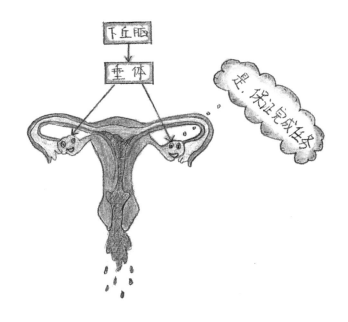

子宫就像一个大房间，里面有像墙纸一样铺满房间的子宫内膜。正常情况下，这层膜每个月会因为我们身体内激素水平的波动而增厚、脱落，脱落下来的内膜伴随出血从阴道排出，月经就此诞生。

月经多久来一次

人生中第一次来月经，称作"初潮"。"大姨妈"的初次上门拜访，是送给小仙女们的"成人礼"，代表了小仙女们从"小女孩"变为"小女人"，是具备生殖能力的标志。

初潮年龄一般在 12 岁左右，有研究表明，初潮年龄过早也是"内异症"的发病因素之一哦。

月经月经，顾名思义，"每个月经历一次"，就像潮汐一样，重在有规律。

医生经常会问："月经多久来一次？"

这里问的，其实就是小仙女们的月经周期。

月经周期的计算方法其实是有讲究的哦，经常会有小仙女以为，月经结束的第一天到下一次来月经的第一天，这之间间隔的时间是月经周期，也就是通常只计算两次月经中间干净了几天，这是不对的喔。

正确的月经周期计算方法：从本次来月经第一天到下次来月经第一天之间间隔的时间。

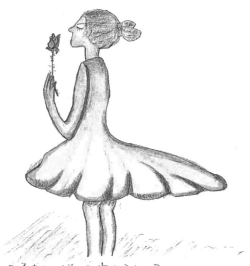

月经来了，说明你已经长大了

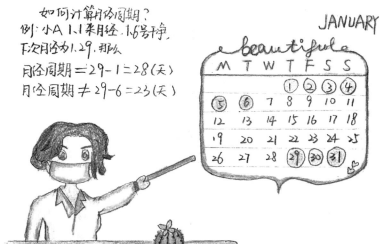

如何计算月经周期？
例：小A 1.1来月经，1.6号干净，
下次月经为1.29，那么
月经周期＝29-1＝28(天)
月经周期≠29-6＝23(天)

懂了

月经周期平均在 28 天左右，在 21～35 天之内来潮也算是正常的周期。有些小仙女会比 35 天稍微后错那么几天，一般问题不大，不用过分紧张，不必非要调整到 35 天之内。

但是如果月经 2～3 个月才能来一次，甚至好几个月都不来，或者总是才过十几天就来了，那就建议小仙女们一定要及时就诊，进行相关的检查，由医生来提供帮助了。

月经一般来几天

每次来走亲戚的"大姨妈"总要在家里小住几天，俗话说感情需要联系，但俗话又说了，"距离产生美"。

俗话，你实在太能说了。

"大姨妈"来住几天才最合适呢？这里要提出的就是"经期"的概念。

经期是指从阴道开始出血到彻底干净所经历的时间，绝大部分小仙女的经期都集中在 3 ～ 7 天这个范围，所以一般认为"大姨妈"来拜访的时间最好不少于 3 天，也不要长于 7 天。

如果经期突然有明显的缩短或者延长，哪怕仍然在正常时间内，但"大姨妈"的脾气突然跟之前不一样了，那就是事出反常必有妖，一定要及时关注哦。

月经量多少合适

"大姨妈"的身材保持稳定才是理想状态，如果她忽胖忽瘦，那她肯定是病了。那么什么样的身材才是完美的呢？换句话说，月经量多少才是正常呢？

我们常说整个经期的月经量为 30 ～ 50mL，少于 20mL 为月经过少，大于 80mL 为月经过多，听起来真是好精确呀。但是，我到底怎么估计自己出了多少血呢？

来，给小仙女们传授个最简单的卫生巾计算法，专业点说就是月经失血图计算法。只要留意下换了几个卫生巾，就可以大概估算月经量的多少啦。

以常用的 240mm 正常厚薄的日用卫生巾为例，卫生巾表面有 2/3 被经血浸染的情况下大概就是 5mL。如果没有浸满 2/3 就更换了卫生巾的话，就需要折算一下了，比如 2 片只湿了 1/3 的卫生巾可以算是 5mL，一片浸满浸透的卫生巾大概是 8 ～ 10mL。以此类推，只需要记录下一个经期用了多少片卫生巾，就可以粗略地估算出经量了。

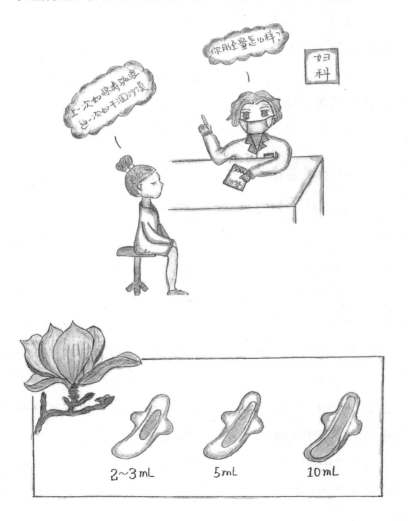

▌小E会导致哪些月经异常

小 E 是导致月经异常的重大嫌疑人之一。小 E 一发飙，"大姨妈"就作妖！

小 E 这个威力强大的女主，在"大姨妈"这个安静的美女子岁月静好的时候，总是耐不住寂寞，非要来打破这美好的画面，勾起"大姨妈"的臭脾气，让温柔可爱的"大姨妈"摇身一变，成了不讲道理、一心捣乱的"恶魔姨妈"。

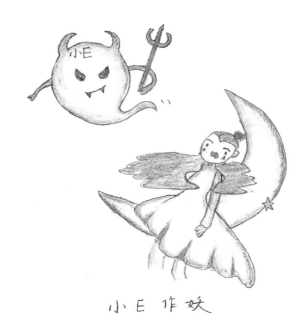

小 E 作妖

（1）月经量多

月经量多是小 E 带来的常见症状之一，小仙女们可以通过以下几个问题来判断是否存在月经过多的情况。

1）您的出血量有多少？

您是否需要在夜间更换卫生巾/因更换卫生巾的需要而在夜间醒来？

在月经量多的时候，您是否有过2个小时内经血渗透卫生棉条或卫生巾的经历？

2）对您的身体状况造成影响了吗？

您在经期是否有过排出大量血块？

您在经期是否感觉眩晕或喘不过气（贫血症状）？

3）对您的日常生活造成影响了吗？

因经期大量出血，您是否不得不根据月经周期来安排您的活动？

您是否担心因经期大量出血而引起意外？

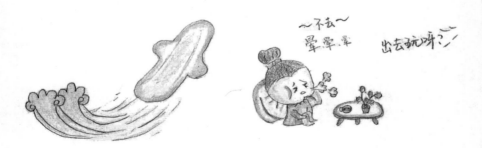

如果上面几个问题，您的答案都是"是的"，再结合下我们前面的卫生巾计算经量法，相信小仙女对月经量多已然有了直观的认识。

（2）经期延长

小 E 还会拖大姨妈的后腿，让大姨妈变得优柔寡断，不能及时撤退，造成月经沥沥拉拉十多天还不干净。

经期延长往往会给小仙女们造成很大的困扰，长时间阴道出血，使用护垫、卫生巾容易继发炎症等的问题，的确是很让人头疼的事情。

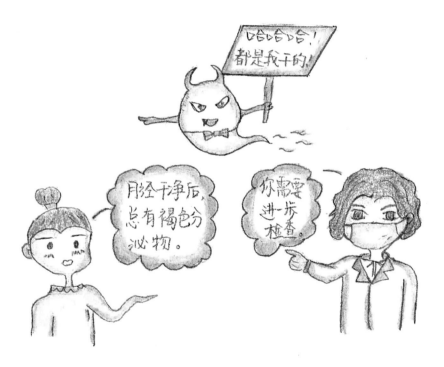

（3）经间期出血

经间期出血一般介于两次正常月经中间，出血量少或点滴状出血，约 17% 的正常女性可发生经间期出血。

部分小仙女会伴有小腹的隐痛不适或者腰酸。

经间期出血量一般不多，但总是需要垫着护垫，的确是影响心情、影响生活呀！尤其对于想要宝宝的小仙女，好不容易等到排卵期准备造人，结果就出血，是要让我"浴血奋战"吗？！我的宝宝啥时候能来呀？！

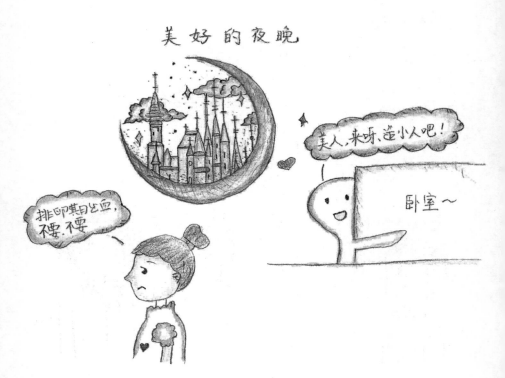

2 痛经——小 E 与痛经的携手并肩

▎什么是痛经

俗话说：痛经不是病，疼起来真要命。

啊，不对，痛经就是病啊，朋友！

俗话说：生完孩子就不痛经啦。

啊，生完还是痛呀！

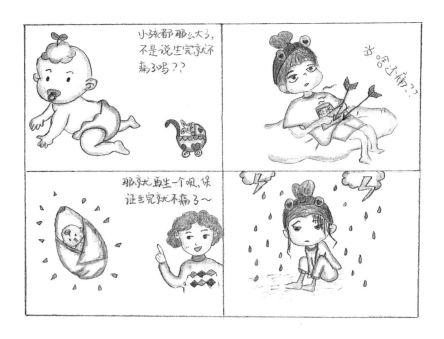

痛经，就是在月经前后或月经期出现下腹部疼痛、坠胀，有的时候还会伴随腰酸或其他不舒服的症状。

说人话：一来月经，就感觉小肚子里有台绞肉机。

虽然都是痛经，但是它们出现的原因不尽相同，一般可以分为原发性痛经和继发性痛经。

原发性痛经又称功能性痛经，就是在经过常规检查之后，生殖器无异常的痛经，90% 的痛经都属于这一类。

继发性痛经又称器质性痛经，是指盆腔内器质性病变导致的痛经，比如子宫内膜异位症、子宫腺肌症、盆腔炎等。

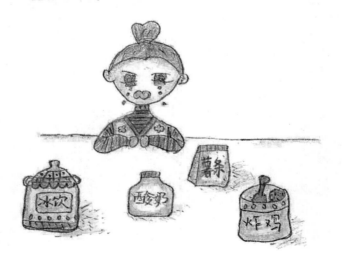

▌痛经都有哪些伴随症状

痛经难道仅仅是肚子痛吗？当然不是，除了小腹痛，痛经还会引起诸多其他部位的疼痛，比如腰骶部、会阴、肛门、大腿等，感觉来月经的自己，疼痛面积比心理阴影面积还大。

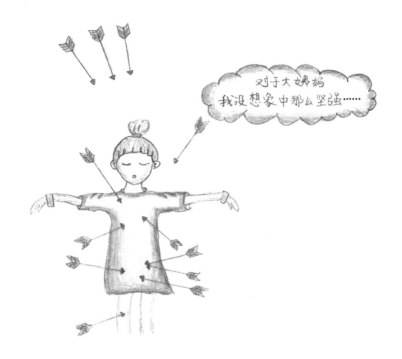

在月经期，还会有许多症状伴随疼痛相继出现，比如乏力、腹泻，甚至恶心、呕吐等。当然，不是每个人都会有全部的症状，这些症状多表现得轻重不一，因人而异。

小E为什么会导致痛经

痛经是小E常见的临床表现之一，87.7% 的内异症患者都会出现痛经。

当小E驻扎在卵巢上的时候，会形成卵巢囊肿，随着每次月经反复出血，囊肿里的血液沉积日久，像融化了的巧克力一样，所以俗称巧克力囊肿。随着时间的流逝，巧克力囊肿逐渐增大，卵巢皮质扩张，甚至巧囊破裂都会引起疼痛。巧克力囊肿还会和周围组织纠缠不清，发生粘连，牵拉盆腔脏器而引起疼痛。

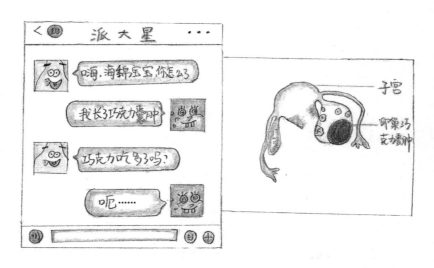

隐藏在盆腔中的小E，还会牵连到周围组织发生水肿、炎症反应，也会引起疼痛。

小E还会使用生化武器，比如前列腺素等，加重身体的疼痛反应，引起痛经。

小贴士

　　虽然我们说"大姨妈"的作妖可能是小 E 怂恿的结果，但是这位亲，对，就是你，你有没有想一下也可能是你自己作妖啊！

　　平时冰激凌、冷饮吃到飞起，痛经的时候只会抱着男票"嘤嘤嘤"啊！

　　什么，你还没有男票？那只能抱着自己嘤嘤嘤啊！

　　脚踝、肚脐都不要露出来！到底要说几次啊！

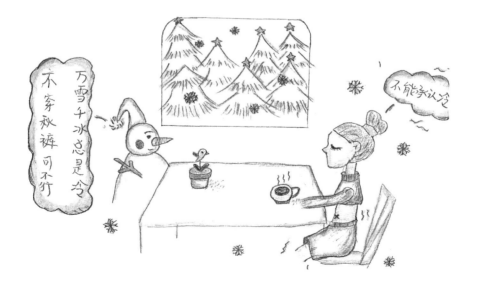

熬夜修仙爽到飞起，敷最贵的面膜熬最 high 的夜。

飞扬跋扈唯我独尊，我行我素旁若无人。

姨妈说走就走，血块一坨一坨就问你怕不怕？！怕！不！怕！？

压力山大就不要节食，也不要暴饮暴食，能不能行！

不要生气、不要纠结、不要动不动就耍小脾气，OK 不 OK？

姨妈求也求不来的时候不要对着医院小大夫呜啊呜啊呜！

医院小大夫的大姨妈脾气更暴躁啊！

3 慢性盆腔痛—— 小 E 与腹痛的缠缠绵绵

▎什么是慢性盆腔痛

慢性盆腔痛就是在非经期出现的小腹痛、腰骶痛等，一般要持续 6 个月以上才可以确定为慢性盆腔痛，也有认为持续 3 个月以上就算是慢性盆腔痛了。

如果说痛经是痛一时，那么慢性盆腔痛可就是卑鄙百倍！她就像是盘旋在小肚子里的幽灵，若隐若现，时轻时重。

有些时候，你会感觉已经战胜她了，不疼了，但是一旦劳累、生气或者受凉，她就会立刻现身，把小仙女们折磨得生无可恋。

试想一下小腹时时刻刻都在隐隐作痛的滋味，就像一把钝钝的刀子慢慢刺，就算是再善解人意的小仙女，都会被这种"绵绵无绝期"的疼痛折磨成神经质！

这就是为什么大部分慢性盆腔痛的患者都容易出现焦虑、抑郁状态的原因了，"疼痛"真的是瓦解意志的最佳武器！

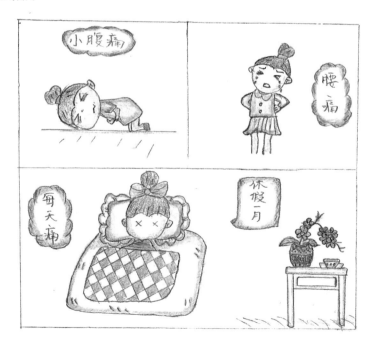

▌小E为什么会导致慢性盆腔痛

小 E 是导致慢性盆腔痛的主要原因之一，71.3% 的内异症患者都会出现下腹痛。

小 E 不仅威力强大，可怕的是她还拥有一颗自由的心，使得小 E 能侵犯到盆腔的各个部位，引起卵巢、输卵管或其他盆腔组织的粘连，还会压迫神经，导致盆腔疼痛。

有时候小 E 也会扎根于组织深部，当内异症病灶深度 > 5mm 时，就会产生慢性盆腔痛。

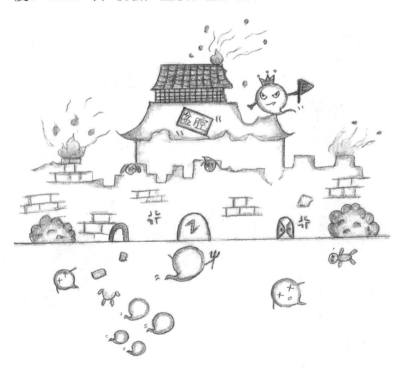

④ 不孕——我和宝宝之间隔着个小 E

▍受孕是个怎样的过程

每个宝贝的诞生都是一个生命的奇迹，而受孕就是这个奇迹的开幕式。

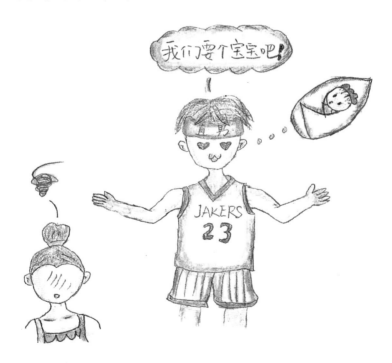

首先，了解一下怀孕四要素：

√　身强力壮的精子

√　　貌美如花的卵子

√　　通畅的输卵管

√　　肥沃的子宫内膜

要想迎接宝宝的到来，这些是必要条件。

受精、着床、发育是宝宝形成的必要过程。

关于宝宝如何降临人间的这个故事，需要从精子先生和卵子小姐的相遇开始讲起……

每个宝贝都是由来自"爸比"的精子和来自"妈咪"的卵子结合而成的。但是，卵子就像是待字闺中的大小姐，可不是精子先生想见就能见到的。

同房的过程，很大程度上，就是为了繁衍后代这件事情服务的，性的刺激就像信号枪，让身体各个部分做好准备，迎接精子大军的到来。借助射精提供的原始动力，精子大军穿透宫颈黏液进入宫腔，逆流而上进入输卵管。

要想进入输卵管，精子先生还是要好好努力一下的，有些精子身体比较羸弱，还没到起跑线就掉队了；从起跑线一起出发的精子们还需过五关斩六将，有些同志只能跑个半马，有些同志跑着跑着就迷路了，好不容易跑到终点，亿万雄兵也只剩下一队精英了。

最为巧妙的是，卵子小姐此时也已经早早从卵巢大本营出发，被输卵管伞温柔地揽入马车，运送到输卵管中。

绝大部分精子先生和卵子小姐初次相遇的地方并不是卵巢，也不是子宫，而是输卵管哦，惊不惊喜，意不意外？！

在输卵管这个约会圣地，最英勇的一位精子先生将会赢得卵子小姐的芳心，两人一拍即合，爱的产物——受精卵就这样诞生了。

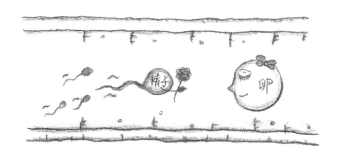

受精卵形成以后，每天都在不断地分裂、成长，同时，也像洄游的鲟鱼一样，顺着输卵管游回子宫，进入宫腔后，寻找一处肥沃的内膜着床，就此扎根，像一颗种子一样开始生根发芽，慢慢长大。

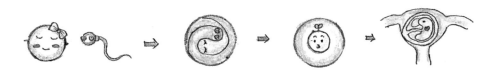

受精卵最终扎根子宫内膜，慢慢长大哦！

▌什么是不孕

精卵相遇是怀孕的开始，但精子先生和卵子小姐不是每次都能在最美好的时刻遇见彼此的，或者说不是每一次的邂逅都可以走向甜蜜结合的。不然，怀孕就不是那么神奇的事情了。

首先，不是每次马拉松都有能坚持到终点的精子。不运动、经常熬夜、压力山大的准爸爸们，精子质量和活力也是直线下降的，费了好大的劲造人，结果精子兵团都是一群老弱病残，不是跑不动，就是到处乱跑，好不容易往前跑了，还跑不远。这样的精子部队，就算是其中的精锐也大部分就半途而废了，站在马拉松终点线的卵子小姐等白了头发、望穿了双眸，该来的人也还是没有能够到来，白白辜负了一颗芳心。

其次，不是每次马拉松都会给优胜的精子先生"发媳妇儿"。同房早了，精子先生都等成老头子了，卵子小姐还是个没有发育好的宝宝；同房晚了，精子先生刚赶到输卵管，卵子小姐却已经等到白发苍苍，两个人即使相遇了，又哪里会有干柴烈火的想法？

最后，不是所有的相亲，都会有结果。有的时候，精子先生们历经九九八十一难终于冲到终点，定睛一瞅，啊咧，来了个歪瓜裂枣的卵子，天哪！说好的貌美如花的美人呢？！下不了手呀，这究竟是怎样的人间疾苦啊！

况且，大部分时候，卵子小姐还瞧不上这些毛头毛手的精子小伙儿，精子先生根本攻破不了人家的防线。还妄想和我结合造宝宝，边儿去……

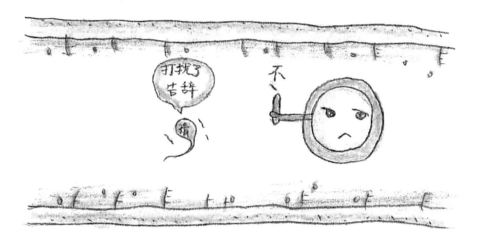

关于不孕这件事，小仙女们还需要知道的几个点：

（1）不孕的定义

如果男女双方在不避孕的情况下，正常性生活 1 年还没有怀孕，才可以诊断不孕症。

敲黑板：1 年，是 1 年好不好，不要 3 个月没怀上就心急火燎地说自己不孕好不好……

（2）不孕的分类

根据以往是否怀过孕可以将不孕分为原发不孕和继

发不孕。如果从来没有怀过孕，那就是原发不孕；如果以前怀过孕，现在怀不上了，那就是继发不孕。

（3）不孕的原因

导致不孕的原因很复杂，细细来讲的话，恐怕有十万八千种，但大概可以归类为排卵因素、输卵管因素、子宫因素、免疫因素、男方因素等几大类。

排卵、受精、着床，任何一个环节出问题了，都会导致不孕。

影响怀孕的疾病也有很多，比如多囊卵巢综合征、输卵管阻塞、卵巢功能减退、子宫内膜息肉、高泌乳素血症以及男方精索曲张等。

另外，对怀孕影响最大的是年龄！

甚至还有一种不孕叫作"不明原因不孕"，就是两人啥毛病没有，就是怀不上。无奈一点的解释，莫不就是"八字不合""命中无子"？

但是，一定不要忽略小 E 在怀孕这件事上起到的负面作用，这个小妖精，对可爱的宝宝绝对是有抵触情绪的。在干掉宝宝这件事情上，小 E 可是绝不手软的！大概 50% 的不孕症患者，最终都确诊为"内异症"！

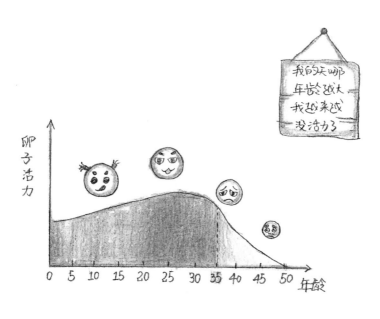

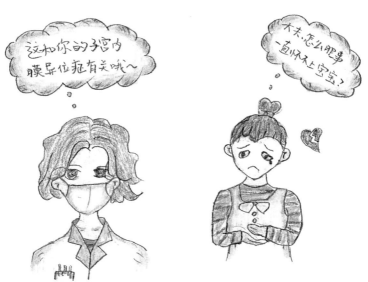

▎小E为什么会影响怀孕

子宫内膜异位症患者不孕的发病率为30%～50%。轻度子宫内膜异位症患者每个排卵周期的自然妊娠率为2%～5%，而正常妇女为20%！

Oh！ My God！ 5% VS 20%，即使数学不好的小仙女们也可以看出这其中的差距，基本可以用天差地别来形容了，小E啊小E，你真是够狠的！

要孩子这件事，我们是认真的。为了要个宝宝，准爸爸准妈妈们如此努力，竟然都毁在你的手里！

但是，小E为什么要影响怀孕，对宝宝下手呢？

下面的对话，来自宝宝对小E的灵魂拷问。

宝宝：小E啊小E，为啥要这样对我，人家只是个宝宝呀。

小E：哈哈，别卖萌，卖萌我也不会心软的知道不？虽然你是个可爱的宝宝，但是有你没我呀！

宝宝：怎么会？

小E：哼，怀孕了会咋样？不来月经了知道不？最少10个月呀！不来月经姐会死呀！你这就是想弄死老娘呀！所以，不整你整谁？姐这叫先下手为强，也算是自卫呀！

宝宝：原来我这么厉害……

另外，对于育龄期女性而言，怀孕真的是对抗小 E 的终极大招！所以，得了内异症的小仙女，对于怀孕这件事，一定不要犹豫，能生就赶紧生，要早生、多生！

好吧，既然已经了解了小 E 和宝宝之间的前世宿怨，那就放马过来，让我们见识一下你的狠辣手段！

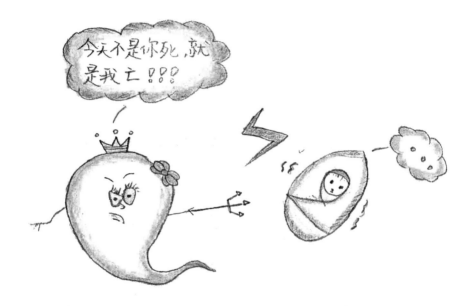

小 E 一旦发威，可以从排卵、受精、着床各个环节干扰怀孕这件事。

（1）直捣黄龙，破坏卵子姑娘的大本营，影响卵子质量和排卵

小 E 最喜欢的住所就是卵巢，在卵巢里造个小屋，仰面一躺，真安逸啊。不过小 E 的安营扎寨可给卵巢带

来了极大的困扰，卵巢的正常功能会受到影响，导致卵子的质量下降、排卵障碍。没有漂亮容貌和丰富内涵的卵子姑娘，不是被精子先生嫌弃，就是难以离开大本营按时赴约，大大影响了精卵相亲的成功率。

（2）设置路障，破坏盆腔正常结构，影响精卵相亲路

小 E 不仅自己在盆腔内到处占领地盘，还像蜘蛛精一样随处织网，扯出黏糊糊的粘连带，造成盆腔各脏器的广泛粘连。经过她的一顿捣乱之后，精子先生本来就漫长的马拉松比赛摇身一变，成了马拉松障碍赛。

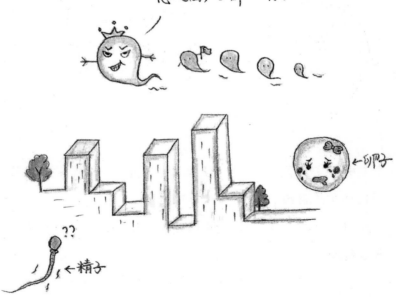

最为重要的是，原本畅通无阻的相亲圣地——输卵管，现在受到盆腔各种粘连带的左右拉扯，就像个提线木偶，完全丧失了正常拾取卵子和运送卵子的功能，让精子和卵子相遇更加困难，连见面相个亲的机会都渺茫。

（3）释放生化武器，改变盆腔微环境，截杀精卵

小 E 在盆腔里大兴土木、兴风作浪的时候，还会向腹腔液中释放很多生化武器，比如巨噬细胞、炎性细胞因子及前列腺素等，这些物质不仅可以降低精子活力、干扰精卵相遇，而且对新形成的受精卵亦有一定的截杀作用！狠辣，果然是铲草除根！

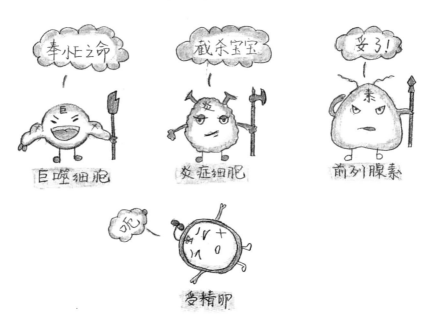

（4）破坏土壤，降低子宫内膜容受性，影响受精卵着床

子宫内膜容受性是影响受精卵能否顺利在子宫生根、发芽的重要指标。小 E 利用她的生化武器，改变子宫内膜的结构，影响内膜的血流，使得宫腔内原本有地下河滋润的肥沃土地，变成了缺乏水源、布满杂石的一片盐碱地。奈何受精卵无处扎根，只能抱恨离去，随着经血流出体外。

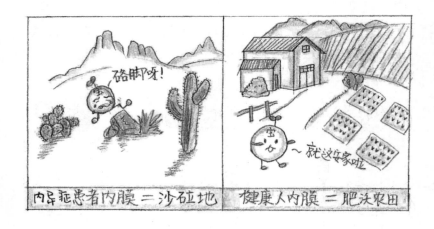

5 盆腔包块——小 E 的抢地盘大战

什么是盆腔包块

盆腔包块最简单的理解，就是肚子里长东西了。

　　最近觉得肚子比原来有点大？OK，虽然很大的可能是赘肉作祟，但一定要注意排除，是不是肚子里长包块了！

　　盆腔包块只是一个形态学的描述，是一个临床症状，不能算是一个诊断。除了小 E，子宫肌瘤、盆腔炎性包块、卵巢囊肿、输卵管系膜囊肿，甚至宫外孕、妇科肿瘤等，都可能表现为盆腔包块。

　　而且，大部分盆腔包块没有明显的临床症状，仅部分可以表现为腹痛、排尿困难、腹胀、阴道不规则出血等。

　　所以，定期的体检是多么多么的重要！

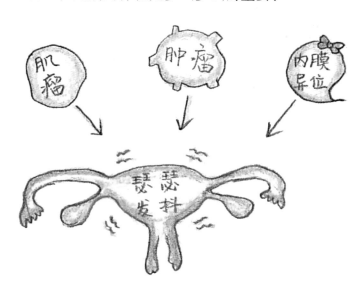

▌小E为什么会导致盆腔包块

盆腔包块是小 E 比较常见的临床症状，大部分小 E 都是以盆腔包块的形式被检查发现的。

月经期脱落的子宫内膜碎片本该随着月经排出体外，但是有些内膜颇有反抗精神，逆流而上到盆腔。其中卵巢最容易被侵犯，小 E 最爱在卵巢安营扎寨。

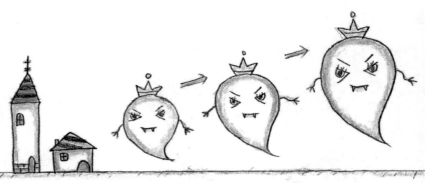

我是会长大的哦！

在卵巢安营扎寨的小 E，每个月都会随着月经周期脱落、出血，但无法排出体外，就只能继续堆积在卵巢，从而形成单个或多个内含陈旧性血液的囊肿，称为卵巢子宫内膜异位囊肿。囊肿大小不一，直径多在 5 ~ 6cm 以下，但最大直径可达 25cm 左右，因为内含像巧克力样的陈旧性血液，所以又称为"巧克力囊肿"。

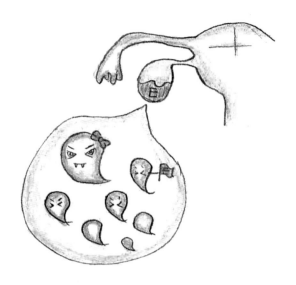

▎巧囊会不会破裂

小 E 是拥有自由灵魂的小 E，也是喜欢享受的小 E。房子小了，就搞大一点嘛，结果搞着搞着，墙塌了。

所以巧囊是有破裂的风险的，大多数属于自发破裂，有少部分是受到外力冲击后破裂。但无需紧张，虽然破裂很可怕，但很少会发生，它的发生率仅为 8%。

破裂也和囊肿的大小有关系，囊肿直径 > 5cm 时，破裂的概率更大。

原地爆炸的小 E，破裂后囊肿里面的陈旧性血液流向盆腔，导致盆腔内出血，刺激腹膜产生剧烈的腹痛，顺便把具有活性的异位内膜组织播散到盆腔内的各个角落继续扩大地盘，形成更多"蜘蛛网"。

大部分的破裂仅表现为腹痛，不会有很多的盆腔内出血。但也有少部分的巧囊破裂后出血不能及时停止，就会出现腹腔内大出血的情况，甚至会导致休克，威胁生命。这时应该立即前往医院就诊，必须要进行急诊手术。

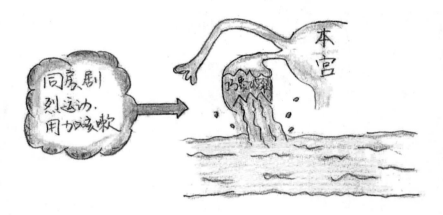

巧囊都是良性的吗

巧囊大多数都是良性的，很少发生恶变，恶变率仅为 0.7% ～ 1.0%。不过当你存在以下症状时，要注意警惕恶变的发生，及时就医哦！

√ 巧克力囊肿直径 > 10cm。

√ 绝经后疼痛规律发生改变，痛经加重或呈持续性。

√ 影像学检查（B 超、核磁）显示有实性或乳头状结构，或病灶血流丰富。

　　√　　血清 CA125 > 200IU/L（除外感染或子宫腺肌病）。

　　虽然小 E 的恶变率不高，小仙女们还是要关注自己身体的变化，以免耽误治疗的最佳时机。

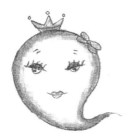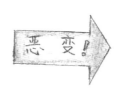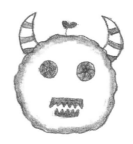

⑥ 深藏不露——小 E 还会捣什么乱

　　小 E 这个邪恶的女主真是无处不在，除了跑到盆腔，还会跑到人体的其他很多地方。

　　小 E 绝对是个随时可以刷一波存在感的流量咖，驻扎在哪里，就会在哪里兴风作浪，出现相应的症状，不断刷她的存在感。

▍为什么同房时总是肚子疼

同房时肚子痛？不少得了内异症的小仙女会出现这

种症状。这种疼痛或轻或重，但是就算是轻的也足以给小仙女们造成一定面积的心理阴影。

这种疼痛，专业点的说法叫作"性交痛"，大概有56.2%的内异症患者会出现这个症状。

当然，造成这种疼痛的幕后黑手，还是咱们的大女主"小E"！

住在宫骶韧带或者子宫直肠陷凹的小E，行踪往往比较隐秘，一般的B超等检查手段往往很难发现她的踪迹，多须通过妇科检查、腹腔镜手术发现，被称为"深部浸润型内异症"。

小E生活在阴道后穹窿处，会形成触痛的结节，同房的时候受到外力撞击，就容易触碰到这些结节，从而让小仙女们在同房的时候疼痛不已，甚至无法正常进行性生活。

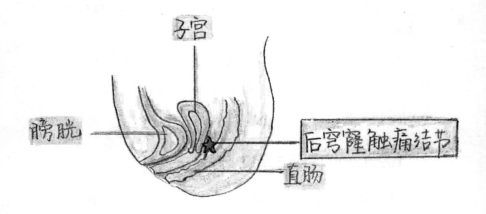

为什么经期会咳血、流鼻血

小 E 的自由意志十分顽强，不止在盆腔可以见到她的身影，呼吸系统也难逃此劫。

安营扎宅在呼吸道或肺部的小 E，每个月规律地出血，表现就是周期性的咳血，又或者出现经期流鼻血。

另外，小 E 如果偷偷隐匿在泌尿系统中，如在膀胱内，每次来月经的时候，血液随着尿液排出就表现为尿血，月经结束或经量减少后，尿血也就消失了。

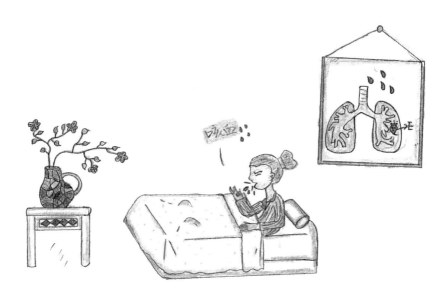

为什么总是肛门坠胀、排便痛

"一到经期或经期前后，肛门就坠胀得厉害，感觉肛门和地球之间的引力已经远远脱离了身体，似乎需要随时蹲在马桶上，但真的没有便便！"

"天呀，最怕的就是经期前后解大便，生不如死呀，我的天！"

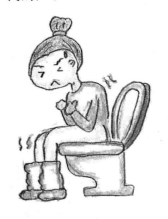

没有经历过肛门坠痛、排便痛的小仙女，真的难以体会这种酸爽……

"我是不是得痔疮了？我是不是肠道出问题了？"

这个锅，痔疮君表示不能背！不用说，还是小 E 捣的鬼。

当小 E 隐藏在直肠部位时，就会刺激直肠，产生相应的直肠症状，常表现为在来月经时，甚至平时，会有肛门下坠、总想大便的感觉，严重时，每次排大便肛门都会坠痛难忍。

为什么经期总是肚皮疼

"一到经期，肚子疼得不太厉害，反而是肚皮上有个结节疼得厉害，一碰就疼，这是个什么鬼？"

OK，来，一起了解下"腹壁子宫内膜异位症"这个货色！

患有腹壁子宫内膜异位症的小仙女，一般都做过剖宫产手术。剖宫产的时候，一些活泼的子宫内膜组织逃逸出子宫的地盘，顺着剖宫产的切口，走出去看了看宫腔外面的世界。

进驻腹壁的小 E，一开始势单力薄，一般难以感受到她的存在。随着一次次月经来潮，小 E 不断地扩张地盘，慢慢在剖宫产伤口处形成病灶。待她成长到黄豆粒大小的时候，往往就会出现明显的经期疼痛的症状，从肚皮上也开始摸得到她的存在。

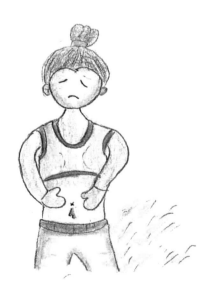

遇到这些情况，不要惊慌，及时到正规医院就医，寻求医生的帮助吧！

第三章
捉住小 E 的金科玉律

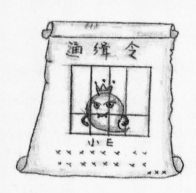

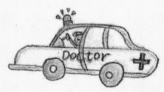

前面为大家介绍了小 E 的四大特性——历史悠久、神秘未知、四海为家、缠绵难愈。面对如此令人头痛的小 E，早发现、早重视，才能早获益。

因此，早期识别小 E，及时捉住小 E，是不可或缺的重要一环。

怎样才能早期识别、捉住小 E 呢？我们能做什么？有哪些检查手段呢？

本章为大家带来生活中的金科玉律，看看如何捉住小 E。

1 捉住小 E，小仙女们这样做

早期识别的前提是发现、重视我们身体出现的异常信号。作为受害者，小仙女们有第一发言权。与医生共同携手，才能防患于未然。

然而，总有粗枝大叶且身强志坚的小仙女们，对待身体的小病小痛，常常抱着忍忍就过去了的想法，错过了发现小 E 的时机。

甚至有部分仙女们直到小 E 在体内成长为一颗颗炸弹，原地爆炸的时刻才悚然惊魂，意识到有这个驻扎在体内的恐怖分子的存在。

捉住小 E，人人有责，自身的力量不可忽视，仙女们要做到下文中说的这几点。

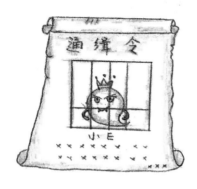

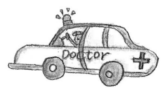

▌关注月经，勤记录，重对比

小 E 作为一个妇科疾病，有着大部分妇科疾病的特点——影响月经与生育。要早期识别小 E，需要提高对月经与生育的关注。

月经作为女性特有的生理现象，也是小仙女们身体健康情况的晴雨表，每个身在其中的仙女们想必感触良多。

什么样的月经才是正常的呢？出现哪些情况需要我特别注意呢？想必聪明的仙女们已经在上章找到了答案。

好记性不如烂笔头，为自己做一个"大姨妈探望日记"，详细记录每次月经来访的时间、经期、经量以及痛经等伴随的不适症状。一本在手，不仅方便对各次月经情况进行比较，及时发现异常，还能在就医时提供可靠的记录。

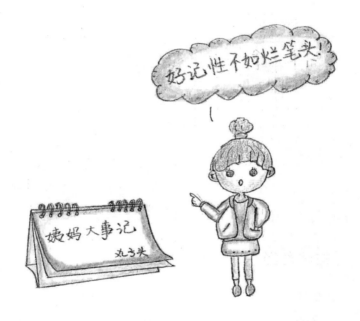

▌好孕气久等不到，当心是小E作妖

小 E 对生育力的破坏，那可是不容小觑的。

有很多备孕多年，但孕气却久久不到的小仙女，最终都被发现多多少少是受到子宫内膜异位症的影响。

许多小仙女前期常规的 B 超、子宫输卵管造影、监测排卵、卵巢功能、宫腔环境都没有太大问题，但宝宝就是不来。无奈之下，行宫腹腔镜联合手术，发现盆腔早就已经是小 E 的天下了。小 E 已经分散在盆腔、腹膜、子宫直肠陷凹等各个部位，导致整个盆腔"生态环境"的改变，甚至影响输卵管运卵的能力，宝宝当然也就望而却步了。

因此，对于想要孩子却屡受挫折的小仙女，如果不是队友的问题，就一定要对自身进行系统检查，警惕小 E。

▎定期体检不能少

体检作为一种常见的预防性医疗行为，那当然是不可或缺的。尤其是妇科的体检，小仙女们一定不能因为害羞，觉得自己没问题，"自以为是"地跳过。

常规的妇科体检中，比较重要的就是盆腔 B 超和妇科检查了。有很多小仙女的小 E，就是在体检的过程中被揪出来的呦。

但是，需要纠正的一点是，好多小仙女太相信仪器做出来的结果，认为 B 超没问题就不想做妇科检查了。

妇科检查虽然有些令人不舒服，而且检查的过程极度尴尬，但是对于盆腔炎、深部内异症结节的诊断，妇科检查可是稳坐第一把交椅的。而且，对于宫颈、阴道、外阴疾病的诊断，妇科检查那可是必不可少的。

有过性生活史的小仙女，妇科检查是一定要做的。没有过性生活史的，妇科检查也是可以做的，只不过做的方法不太一样。

另外，不要只是为了体检而体检，对体检报告的解读也是非常重要的。体检过后，带上体检报告，医院挂个号，听听医生的解读才是避免走弯路的明智做法哟。

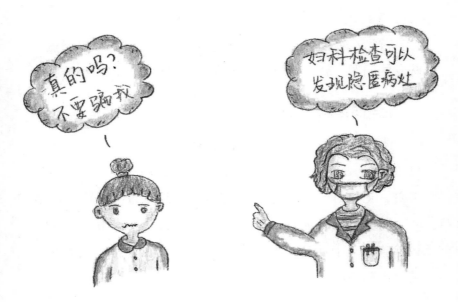

② 捉住小 E，医生这样做

当仙女们出现不适或通过生活的细枝末节发现异常时，及时寻求医生的帮助是必须的。

根据我们的诊治指南，诊断小 E 需要集齐几颗"龙珠"：包括临床症状和体征、影像学检查、腹腔镜检查、血清 CA125 水平检测等。

　　小仙女需要和医生密切配合，才可以揪出小 E 这个小妖精。

　　不管小仙女们来或不来，到或不到，医生就在这里，且看医生如何放出大招，捉住小 E。

▌盆腔B超

　　B 超是妇科医生最常用的检查方法之一，被称为医生的"第二双眼睛"。

　　B 超的原理简单来说是利用超声波来形成声像图，是一种无创无痛、安全无辐射的检查方法，仙女们大可不必为此而担心。

　　到目前为止，正常的 B 超检查没有产生任何明显的不良反应，也从未有过超声检查引起胎儿畸形的报道。

　　B 超对小 E 的诊断准确率可达到 90% 以上，是医生诊断小 E 的主要手段。

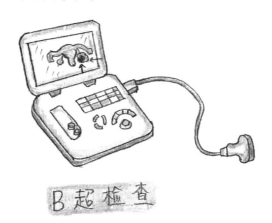

B 超检查

典型的卵巢型小 E 的 B 超影像为无回声区内有密集光点，医生正是靠这种特殊的图像结合病史等进行诊断。

小贴士 1：常见的妇科超声有哪几种做法？

常见的妇科超声检查有三种做法。

（1）经阴道 B 超：检查时将超声的探头放入阴道内，只适合有性生活史的女性，检查痛苦小，分辨率高，但是探测范围小。

（2）经腹 B 超：检查时需要憋尿，适宜于无性生活史的女性，探测范围较大，但分辨率较低。对腹壁较厚（肥胖）者分辨率更低。

（3）经直肠 B 超：检查时将超声的探头放入直肠，适宜于无性生活女性且对图像分辨率有较高要求时。

小贴士 2：妇科超声检查对时间有要求吗？

主要取决于超声检查的目的，通常医生会另行嘱托。

一般来讲，若主要是看盆腔有没有"肿块"这类"占位性病变"，月经干净后的 3 ～ 7 天内检查是比较好的时间。定期监测小 E 通常选择这个时间段，错过这个时间段，结果可能会受生理性囊肿的干扰。

若是遇到腹痛、阴道异常出血等情况，则越快进行检查越好。

▍妇科检查

妇科检查可帮助发现长在子宫直肠陷凹、卵巢部位的小 E。

检查时，在子宫直肠陷凹、子宫骶韧带或宫颈后壁，可能会触及一个或更多硬性小结节，如绿豆或黄豆大小，触痛明显，严重者呈黑紫色。这也往往是导致小仙女们性生活时腹痛的罪魁祸首。

而卵巢小 E 常与周围粘连、固定，检查时可触及张力较大的包块并有压痛。如果破裂后发生内出血，则表现为急性腹痛，局部压痛明显。

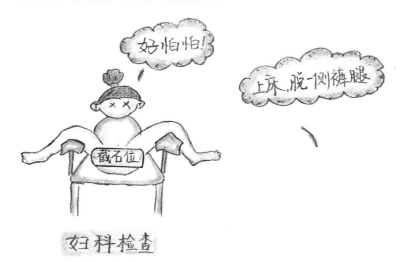

小贴士：妇科检查有什么需要注意吗？

√ 检查前要先排空小便和大便，因为胀大的膀胱或粪块可能与盆腔肿块混淆，造成误诊。

√ 检查前三天内最好不要进行性生活、阴道的冲洗和上药，特殊情况下可以随时检查。

√ 月经期一般不做妇科检查。但如果有不规则阴道流血，则应及时检查。

√ 无性生活史的女性一般不做经阴道的妇科检查，必要时，医生会采用直肠－腹部触诊。

√ 接受检查时要尽量配合医生，放松心态，腹肌松弛，以取得最满意的检查效果。

▌血清肿瘤标志物CA125

小E是异位的子宫内膜在他处野蛮生长，这些异位的子宫内膜，有较强的分泌CA125的功能，通常是正常内膜分泌水平的2～4倍。

CA125水平可以在一定程度上反映小E的严重程度及治疗情况。

但是CA125的影响因素较多，如盆腔炎症性疾病、月经期、孕期等情况均有可能导致水平增高。

因此，合适的采血时间尤为重要，通常要避开经期前后、感冒、发烧等特殊情况，以月经干净后3天以上为宜。

小贴士: CA125 升高就是得癌症了吗?

CA125，虽然名字叫作肿瘤标志物，并且与癌症关系密切，但是，真的不是高了就是得了肿瘤。

CA125 水平升高更多见于重度内异症、盆腔有明显炎症反应、合并子宫内膜异位囊肿破裂或子宫腺肌病者。小 E 有约 1% 的恶变可能，因此须定期监测 CA125 水平，警防癌变。

通常 CA125 > 200U/mL 时需立即就医，可能需做进一步的检查，如腹腔镜、阴道 B 超、CT、MRI，排除卵巢癌、子宫内膜癌、输卵管癌等恶性肿瘤。

同时，CA125 也与其他非妇科癌症关系密切，常见的有乳腺癌、大肠癌、胃癌、胰腺癌、肺癌等。在通过仔细检查后未发现肿瘤存在时，需考虑有非恶性疾病的存在，如肝硬化、心力衰竭、胰腺炎、盆腔炎等疾病。

▌磁共振成像（MRI）

磁共振成像可多平面直接成像，直观了解病变的范围、起源和侵犯的结构，可对病变进行正确的定位，对软组织的显示能力增强。

因此，MRI对诊断子宫内膜异位症及了解盆腔病变及粘连情况均有很大价值。

近年来，采用MRI来辅助诊断小E也是越来越普及。

腹腔镜检查

对于小E来说，上述的检查手段虽然对小E的诊断已经达到了相当高的准确率。但是"眼见为实"，尤其是对于深部浸润型、腹膜型的小E，B超、MRI、妇科检查这些手段如同盲人摸象，医生据此得出的也仅仅是一种临床诊断，依赖于自身的经验，存在一定的误诊率和漏诊率。

因此，腹腔镜检查，虽然有创，但依然是诊断小E的金标准。

腹腔镜检查是一种有创检查方法，通过在腹腔内放入监视镜，把腹腔内的情况投射在显示屏上，充当医生的眼睛，医生通过这双眼睛就可以全面了解患者腹腔内的实际情况。

借助腹腔镜可以直接窥视盆腔，见到异位病灶进行活检确定诊断，并可根据镜检的情况决定盆腔子宫内膜异位症的临床分期，并据此确定治疗方案。

通过腹腔镜检查所取的样本，得到最终组织病理学的结果，是小 E 确诊的最有力证据。

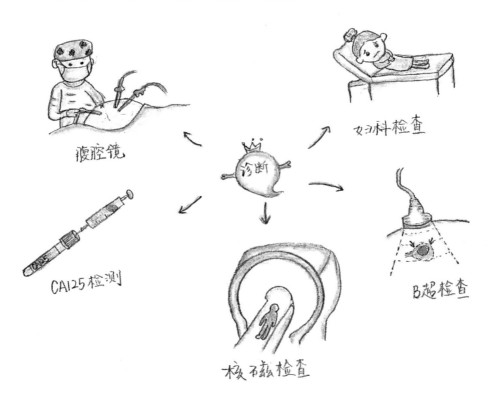

腹腔镜

CA125 检测

诊断

妇科检查

B超检查

核磁检查

第四章
对抗小 E 的各种神通

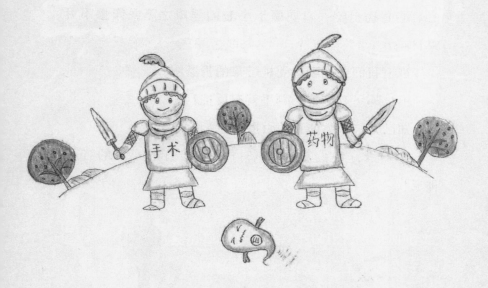

好啦，阅读到这里，我们对小 E 这个大女主已经有一定的认识了，也对她的种种手段了然于胸。

一旦得到小 E 的青睐，基本上她就可以作为你的"最损闺蜜"，陪伴你走完怀孕、生子、绝经等人生各个重要时期。

疼痛、不孕、复发是小 E 的杀手锏，时刻提醒你她的存在。

难道我们要一直屈服于小 E 的淫威之下，惶惶不可终日吗？

难道我们要不断忍受她带来的折磨吗？

不！哪里有压迫，哪里就有反抗！

知己知彼，方能百战百胜！

这一章，我们就一起来捋一捋能打败小 E 的各种神通！

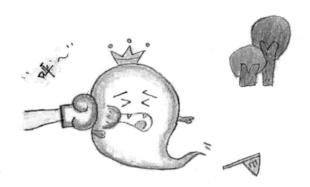

① 战略目标

对付小 E 这种"心机 girl"，除了有必胜的决心，还一定要有完备的战略和战术！

消灭小 E，是所有小仙女和医生们的终极梦想！

但是，基于小 E 的胡搅蛮缠，我们也必须要清醒地认识到，和小 E 的斗争，将不可避免的是一场拉锯战。

不能惧怕敌人，但是也不能轻视敌人。

不管小 E 带给我们怎样的折磨，我们都不能让她得寸进尺！

既然很难完全消灭小 E，那么，最起码，要给小 E 安个紧箍咒，让她不可以为所欲为！

小 E 可能在你 20 岁、30 岁甚至 40 岁的时候默默来到你的身边，每个小 E 的脾气不尽相同，在她到来时，每个小仙女们的年龄、所处的人生阶段也不尽相同，那么我们就需要"因人而异、因时而异"，制定不同的战略目标！

对待小 E 这个磨人的小妖精，我们总体的战略目标是：

控制进展——不长啦！

缓解症状——不痛啦！

促进生育——能生啦！

预防复发——不回来啦！

警惕恶变——不变坏啦！

不长啦　　不痛啦　　能生啦　　不回来　　不变坏

控制进展　缓解症状　促进生育　预防复发　警惕恶变

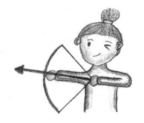

控制进展

希望小 E "不长啦"，是所有不幸被小 E 光顾的小仙女都一致拥有的最朴素的愿望。

"小 E，我现在干不掉你，但是请你不要太过分！已经占了的地盘姐认了，但是不要再长了行不行？咱俩和平共处行不行？你要是做得太过分，扩张得太快，地盘铺得太大，姐分分钟做手术端了你的老窝，懂不懂？"

当然，谈判、谈条件这件事，对于小 E 这个小妖精而言，一般不是那么管用的。小仙女们能做的，就是关注小 E 在体内的动态，努力减少、清除小 E 扩张地盘所需要的各种"物资"，延缓小 E 在体内种植、侵袭、扩张的速度。

失去物资支援，弹尽粮绝的小 E，只能乖乖从不可一世的扩张期进入悄无声息的休眠期，默默守住自己最后一点地盘，甚至直接被扫地出门！我们可以看到盆腔包块、异位病灶不再继续增大，甚至缩小或消失。

缓解症状

疼痛是小 E 对小仙女们最大的折磨，这种疼痛不仅仅包括痛经，还有非经期腹痛、性交痛等。除了疼痛，小 E 造成的月经不调、腰酸背痛等各种不适症状，也严重影响了小仙女们的生活质量和心理健康。

虽然短时间内我们无法干掉小 E，但面对小 E 的兴风作浪，我们必须采用各种手段来努力减轻疼痛、调节月经、改善体质、调整情绪，试着和小 E 达成共识，暂时和平相处。

促进生育

小 E 最为亲睐的就是育龄期女性，而生育是大多数育龄期小仙女的头等大事。小 E 对生育能力的影响，也真是个让小仙女们十分困扰的问题。

小 E 是一个需要雌激素来供养的"魔女"，所以现有对付小 E 的各种药物，多是抑制卵巢功能的；而手术也有损伤卵巢、降低卵巢功能的危险！

以前的治疗方案，都把炮火集中对准小 E，可有时候伤敌一千难免自损八百。所以近几年来，各国的诊疗指南都将对生育能力的保护列入重点，强调治疗时要尽量避免对生育能力造成影响。

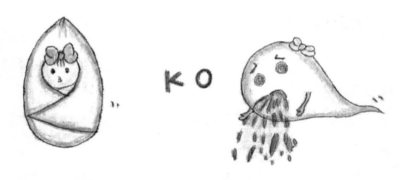

生育可是对抗小 E 的法宝。怀胎十月，再加上生完孩子以后的哺乳期，这可是十几个月的时间都不来月经呀！异位内膜不再周期性脱落，小 E 还怎么扩张地盘，怎么为非作歹？而且，相比其他治疗方法，怀孕是个正常的生理过程，完全没有副作用！看到这里小仙女们就明白了，小 E 为啥要影响生育？求生的本能呀！

所以，我们需要想方设法阻止小 E 对生育功能造成破坏，捍卫我们生育的能力和权利！

▌预防复发

小 E 可是个彻头彻尾、最会缠人的小妖精！"复发"是小 E 这个祸害最为黏人的特征！

复发不仅仅是指包块、病灶等体征的再次出现，也包括痛经、慢性盆腔痛等症状的再次出现，以及血清 CA125 的升高。

即使经过积极有效的治疗，小 E 5 年内的复发率仍然可达到 50%，也就是说，就算你用尽各种方法端了小 E 的地盘，甚至不惜长期用药物让自己进入"假绝经"的状态来断了小 E 的"补给"，若干年之后，她仍然可能会卷土重来。

但即便如此，小仙女们也不带怕的，成功端了小 E 的老窝、缓解临床症状之后，我们要积极调整生活、整理心情，尽可能采取更多预防复发的措施，争取和小 E 再也不见！

▌警惕恶变

对于小 E 而言，恶变是个小概率事件，大概不超过 1%。但是，绝对不可以放松警惕！

在不能完全干掉小 E 的情况下，不但要警惕她变大变强，更重要的是，要警惕她变坏！

所以，定期复查非常、非常、非常重要！

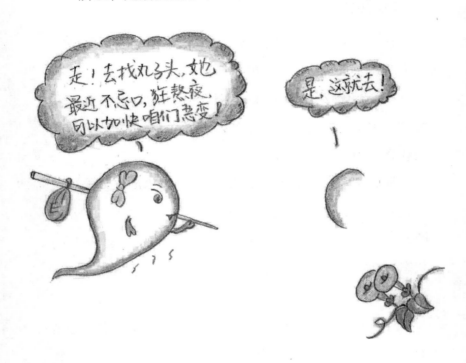

2 中西医战术

有了总体的战略目标，那我们再来说说我们的战术。

针对小 E 的治疗，中西医各有妙招。总体可以划分为手术、药物这两大阵营。

等一下，和小 E 开战之前，先一起思考一个问题，是不是一发现小 E 的身影，就需要马上治疗呢？什么样的小 E 需要治疗？

小 E 其实也有不同的脾气，有的急躁、猖狂一些，有的淑女、安静一些。

对于没有明显临床症状，病灶范围不大的小 E，可以采用相对保守的治疗，控制病灶长大。因为小 E 迟早会翻脸，所以早期控制非常有必要。但是对于以下几类小 E，这场硬仗则必须打得稳、准、很！

1. 地盘过大、扩张过快的小 E。

2. 导致痛经、盆腔痛、性交痛、月经失调等典型临床症状的小 E。

3. 导致不孕的小 E。

4. 有恶变倾向的小 E。

所以，即便对于小 E 这个力量强大的女主，也还是应了那句名言："NO ZUO NO DIE！"

另外，选择治疗方法是一个综合考虑的过程，要结合年龄、生育要求、症状的严重性、既往的治疗情况、病变的范围，还有最重要的一点——患者的意愿来综合考虑。

需要说明的是，仅仅通过我们这本书，必然是没有办法帮助每一个小仙女做出治疗决策的。但至少，本书可以帮助小仙女们对各种治疗方法有个大概的认识。当小仙女们和医生交流治疗方案时，就不会觉得医生说的话咋那么高深了，毕竟咱也是做过功课滴！

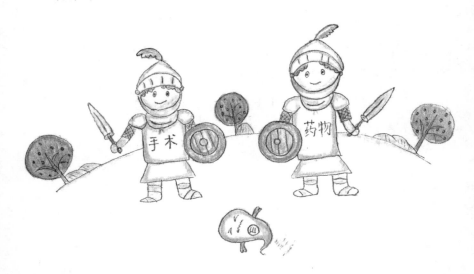

▎手术治疗如何选

手术，所有被小 E 光顾的小仙女，应该都或多或少都考虑过、琢磨过。

手术，做还是不做？这是一个问题。

手术，什么时候做？这又是一个问题。

手术，怎么做？这还是一个问题。

手术，安全吗？这真是一个问题。

对于手术的态度，有时候小仙女们也会有过于保守或太过激进的情况出现。

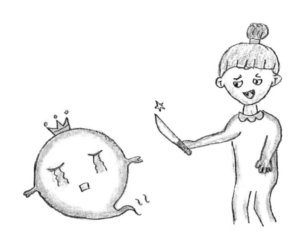

保守派小仙女常用台词："大夫，除了做手术，怎么治都行，我坚决不做手术！"

激进派小仙女常用台词："大夫，我不想等了，不想观察了，趁着巧囊不大，赶紧给我把手术做了吧，早做早利索！"

当然，最常见的还是纠结派小仙女，常用台词："大夫，我这个是做手术还是吃药呢？做手术是不是一定能好呀？做完会有啥不舒服的不？手术安全吗？我能吃药吗？吃啥药？要一直吃吗？有副作用吗？我到底做不做手术呢？"……

其实，手术做还是不做，什么时候做，怎么做，的确都是需要好好权衡的问题。

几年前，不管是医生还是患者，对手术都是比较激进的，发现了，有手术指征了，做了呗；复发了？再做一次手术呗。而近年来，现实中不断被小E复发、二次手术盆腔各种迷茫粘连造成的超高难度手术、术后卵巢功能减退、不孕等一系列继发问题啪啪打脸的医生们，也越来越倾向于内异症患者最好一生只做一次手术。

所以，小仙女们，不要纠结、不要彷徨，让我们先来了解一下手术这个东西。

第一个问题，内异症为什么要做手术？

手术治疗的目的主要在于：明确诊断、切除病灶、恢复正常解剖。

古语有云，眼见为实。小E长在肚子里，我们根据临床症状，结合B超、核磁、血清CA125等各种检查化验，基本可以有九成的把握判断出典型的小E，但是直至今时今日，腹腔镜检查及病理学结果仍然是诊断内异症的金标准。只有做了手术，才能明确你肚子里的小E真的是小E吗？她有没有变坏？

"光看不切"非君子。除了手术，真的找不到更好的切除病灶、端掉小E根据地的方法了，直接、简单、粗暴但有效！但是，对于肉眼不可见的微小病灶，手术中容易遗漏，术后往往会"春风吹又生"。

另外，手术不仅仅要切除病灶，还要打扫小 E 的战场，松解各类粘连，努力恢复盆腔的正常结构。这一步有多难？想象一下从一堆密密麻麻、黏黏糊糊的蜘蛛网中一点一点把歪斜的子宫、扭曲的输卵管、跑偏的卵巢一点一点刨出来，再送回到它们正常应该在的位置。刨的过程中还要提着十二万分的小心，别把在四周看热闹的肠管、输尿管、膀胱、直肠这些盆腔群众给误伤了。这难度系数，绝对够得上 4 星！但是，做好这一场手术，对于内异症疼痛、不孕的患者具有十分重要的治疗意义。所以即使很难，也要努力做得漂亮！

第二个问题，什么情况下要做手术？

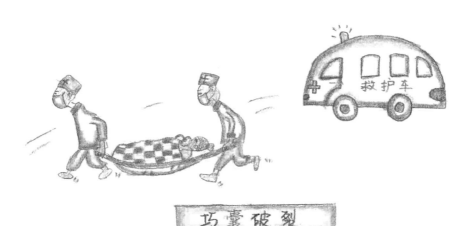

巧囊破裂

手术可不是想做就能做的，你真的需要手术吗？内异症手术的适应证了解一下，看看手术的门槛你能跨过几个吧。

√ 小 E 过大，有破裂风险。现在的临床诊疗指南建议盆腔包块 ≥ 4cm 就可以考虑手术。

√ 综合临床表现及各种检查结果，小 E 可能已经不是原来的小 E 了，她可能正在"黑化"。有恶变可能性的小 E，建议尽早进行手术治疗。

√ 坚如磐石的疼痛，任你中药、西药、中成药，小 E 一概不理。在痛经、非经期腹痛、性交痛的苦海里上下浮沉的你，可以考虑手术治疗。

√ 总也等不来小娃娃，在不孕漩涡里苦苦挣扎的你，是时候借助手术的手段来帮帮忙了。

√ 膀胱内异症、输尿管内异症等不走寻常路的其他部位内异症导致并发症者，可以手术。

√ 小 E 突然在盆腔原地爆炸、破裂，出现急腹症、大出血的，必须立即手术治疗。

如果以上条件都不符合，那么说明你的小 E 还在可控范围内，维稳也是个不错的选择。如果着实符合了几条，也莫要慌乱，除了第 6 种情况进行手术刻不容缓，其他几种情况都属于妇科择期手术的范围，小仙女们慢慢准备，等做好心理建设、择好吉日良时再安排手术也不迟。

但是，手术做还是不做，小仙女们千万不要太过纠结。病情是不断变化的，小仙女们短时间内是否要孩子、是否较长一段时间不能定期复查等这些自身因素也是在不断变化的，一定要多咨询医生的意见，毕竟手术只有一次机会，一定要安排得明明白白的。

第三个问题，手术怎么做，我该选哪种？

（1）从进入盆腹腔的途径来看

开腹手术——就是从肚皮上用刀划开个大约一巴掌长的口子，横着、竖着的都有，然后经过皮下脂肪、肌肉、筋膜、腹膜等一层层进入腹腔，基本和剖宫产的操作类似。缺点是术后恢复时间长，而且肚皮上会有一道不短的疤痕。优点是视野较直观，方便处理大出血等异常、紧急情况。

腹腔镜手术——利用肚脐这个天然的孔道，或者在肚皮上再配合打上几个小洞，从很小的孔径就可以把镜头、钳子等各类器械送入腹腔。缺点是操作空间有限，术中如果出现大出血等异常情况将难以处理，需要中转开腹。优点是微创，切口小，术中出血少，术后恢复快，最重要的是腹部基本不留疤痕，穿比基尼都毫无压力。

（2）从手术的类型来看

①保守性手术

保守性手术是最常见的一种手术方式，保留生育功能，尽量切除肉眼可见的病灶、剔除卵巢异位囊肿、分离粘连。

首选是腹腔镜手术，这是比较温和的手术方式，适合于年轻、需要保留生育功能的小仙女。

②子宫及双侧附件切除手术（根治性手术）

此法切除的范围扩大了，包含子宫、双侧卵巢、双侧输卵管及所有肉眼可见的病灶。这是绝对的一了百了、斩草除根的手术方法，小 E 从此彻底拜拜。但是，经此一战，孩子是肯定不能有了，而且失去了卵巢，也会提前进入更年期。

这种手术方式主要适合年龄较大、无生育要求、症状重或者复发后经保守性手术或药物治疗无效者。但是大部分患者心理上都很难接受这种手术，就当是被小 E 折磨到走投无路的最后一搏吧。

③子宫切除术（半保守性手术）

此法切除全子宫，保留卵巢。虽然孩子是没办法生了，但是卵巢还在，不会很快进入更年期。这是一种比较折中的手术方法，主要适合无生育要求、症状重、复发后经保守性手术或药物治疗无效，但年龄较轻希望保留卵巢内分泌功能者。

具体手术方式的选择需要根据自身需求。对于想要自己生宝宝的，肯定毫无疑问需要选择保守性手术。对于没有生育要求的女性，就需要在是否能接受复发和是否接受提前进入更年期之间进行抉择。

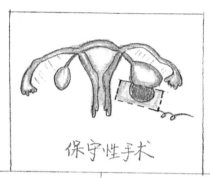

保守性手术

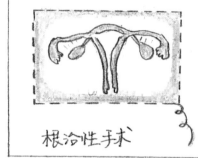

根治性手术

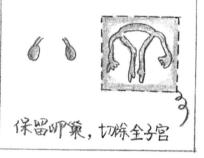

保留卵巢，切除全子宫

　　如果是因为不孕做手术，手术时还可以联合宫腔镜、输卵管镜等这些高科技，好好给输卵管、宫腔这些备孕所需"设备"做个体检。如果有毛病就赶紧修理，把各类设备都收拾得利利索索的。如果没毛病也能给小仙女们去个心病，省得天天琢磨是不是自己零件有问题才怀不上。"设备"都整修完毕了，心情也放轻松了，宝宝也就愿意来了。

如果手术中发现各类"设备"的问题比较多，已经不是"维修"能解决的问题，术后及早选择"试管婴儿"等辅助生育技术，也能少走点弯路。

第四个问题，手术安全吗？

就像硬币有两面，手术有有利的一面，也有不利的一面，只是看发生概率、严重程度的问题。

没有 100% 安全的手术，医生能做的，只是让手术的失误和风险无限趋近于零。

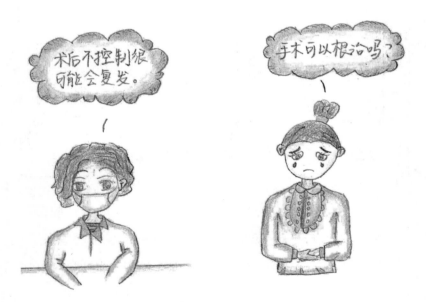

手术的风险，主要有以下几个方面：

（1）周围脏器损伤

对于小 E 在盆腔里自由飞翔的小仙女们来说，因为小 E 会改变盆腔的解剖结构，造成盆腔粘连，所以即便以前未做过任何手术，手术时盆腔也可能会粘连到令人发指的程度！在手术分离、处理病灶的过程中，有损伤膀胱、输尿管、肠道的风险。

（2）卵巢损伤

剥除长在卵巢上的小 E 时，卵巢姑娘很受伤，在分离、缝合、止血的过程中，不可避免会损伤卵巢组织，可能造成卵巢功能的损害，引发卵巢功能减退甚至卵巢早衰。

（3）术后复发、再粘连

术中未能处理的微小病灶，或者剥除巧囊时囊液在盆腔播散，都可能成为新的内异症病灶的种子，造成小 E 在术后的复发。而且手术过程中剥除粘连、各种能量设备的使用，有时也会造成盆腔新的、更为严重的粘连。

所以，手术治疗并不是对抗小 E 的终点！手术做与不做，小仙女们一定要和医生充分沟通，衡量好利弊，再做决断。

第五个问题，穿刺治疗好与坏？

"已经做过一次手术，又复发了，巧囊个头还挺大。听说专家都不建议做二次手术，说是再手术难度很大。我太难了，我该怎么办？"

"虽然我巧囊很大，但是我还是个单身狗，现在我还不想做手术，不想还没等到我找好老公、要上娃娃，巧囊就先复发了。我要把这一生一次的宝贵的手术机会留到刀刃上！但是，这么大的巧囊我害怕呀，我该怎么办？"

莫慌莫慌，超声引导下穿刺术了解一下。

这个技术简直就是专门为巧囊体积大，但是不适合手术治疗或者不能接受手术治疗的小仙女而生的。

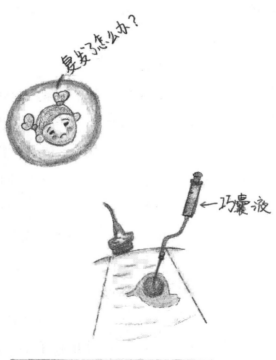

复发了怎么办？

←巧囊液

超声引导下穿刺+硬化剂

这个手术就是利用超声波这双眼睛，从肚皮或者阴道后穹窿置入一根穿刺针，避过肠道，直接穿入巧囊，通过穿刺针将囊肿中的液体抽出。个头大的巧囊一次可以抽取几十甚至一百多毫升的囊液，从囊液的性质、病理学检查也可以帮助判断巧囊的性质。

如果没有生育要求，抽出囊液后可以再注入无水乙醇固定，利用无水乙醇的化学性质继续破坏巧囊囊壁，预防复发。但如果有生育要求，就不建议注射无水乙醇了，以免影响卵巢功能。

穿刺的好处显而易见，不用做手术就可以大大减小巧囊的体积，减少因巧囊太大而发生破裂的风险。当然，缺点也是有的，仅仅抽出囊液无法阻挡小 E 继续成长的脚步，不少人在行穿刺术后，过了一段时间会发现巧囊又长回来了。

所以，超声引导下穿刺，仅能缓标，难以治本。

▍药物治疗面面观

唠完手术，咱们再来看看对付小 E 都有哪些药物可以用。

相比于手术，吃药的接受度还是高得多的。

对付小 E 的药物种类还是挺多的，有的是为了缓解小 E 造成的痛经、月经失调等这些临床症状的，有的则是为了对付小 E 本尊。但是，"是药三分毒"，每种药物都有自己的脾气，各有不同的疗效和适应证，也各有不同的副作用。所以，选择药物时，一定要听从专业医师的建议，吃药可不是选衣服，别人穿着好看，可不见得适合自己呦。

下面，我们就一起来看看，哪些药物可以吃，适合哪些小仙女吃，吃的时候要注意些啥。

对付小 E 的药物，大概可以分为以下几种：

（1）口服避孕药

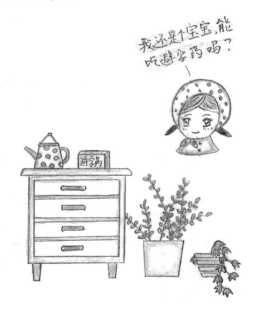

姓名：口服避孕药。

常见成员：优思明、优思悦等。

绝招：避孕、缓解痛经、规律月经。

疗程：可以连续服药，也可以周期服药。一般用药 6 个月以上，可以较长时间用药。

招式分解：好多小仙女一听到"避孕药"这个词就紧张，人家还没有过性生活呀，怎么能吃避孕药？！我们不能因为人家名字不顺耳就否认它的能力嘛，就像是叫小明的不一定都是男生是不是？那么，避孕药是怎么对付小 E 的呢？

前面我们已经了解了怀孕是怎么一回事，那么只要能成功地干扰排卵、受精、着床中的任何一个环节，就可以达到避孕的作用。口服避孕药就是通过"抑制排卵"来达到避孕的作用的。

避孕药一般是雌激素和孕激素的复方制剂，服用了这些外源性的性激素之后，会抑制体内"下丘脑－垂体－卵巢"轴正常的激素分泌，从而抑制排卵、降低体内雌激素水平。小 E 失去了雌激素的支持，自然就会减慢生长的脚步。

尤其是连续服用避孕药，可以按下大姨妈的暂停键，造成闭经的状态，小 E 也就只能苟延残喘了。

这招就叫"釜底抽薪"！

同时，对于小 E 造成的痛经，口服避孕药也是疗效显著的！没办法，谁让人家可以有效抑制前列腺素的合成呢！而前列腺素这玩意儿恰好就是导致痛经的罪魁祸首之一！

所以，对于短期内没有生育要求的小仙女们，口服避孕药可谓是对抗小E的法宝。此法可以抑制巧囊长大、缓解痛经、减少经量，还可以放心同房，连套套都省了，可谓是一举多得呀！

小贴士

但是，必须要敲一下黑板的是：药虽好，莫乱吃！此之甘饴，可能就是彼之砒霜！

● 哪些人不建议吃避孕药

√ 40岁以上者，口服避孕药有发生血栓的风险，不建议吃！

√ 有吸烟、肥胖、乳腺结节、甲状腺疾病等情况者，慎重吃！

√ 有偏头痛病史、长时间卧床者，不能吃！

√ 有糖尿病、高血压、高脂血症、胰腺炎、血液疾病、血栓疾病史者，不能吃！

√ 有心梗、心绞痛、脑血管病、严重肝病、肾病、肾上腺疾病、恶性肿瘤病史者，不能吃！

√ 不明原因的阴道不规则出血，已经怀孕或正在备孕的女性，不能吃！

● 避孕药的副作用

√　恶心、乳房胀痛、情绪波动、偏头痛、阴道点滴出血等。

最后强调、再强调一句，避孕药吃不吃、怎么吃，不能自己擅自拿主意，一定要在医生的指导下服用。

（2）假孕疗法——甲羟孕酮

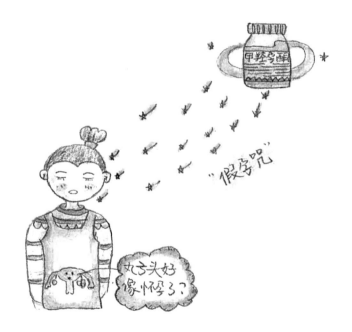

姓名：甲羟孕酮。

绝招：模拟怀孕。

疗程：连用 6 个月。

招式分解：使机体进入"怀孕"的状态，抑制子宫内膜的增生和脱落，断了小 E 的后路。

甲羟孕酮人如其名，灵魂就是孕激素，还是高效的。孕激素在小仙女们体内是有一定分泌水平的，而且和子宫内膜的生长、脱落，以及月经周期有密切联系。小仙女们啥时候体内孕激素水平最高？当然就是怀孕的时候，不然人家为啥叫"孕激素"？大量高效孕激素每天这么吃进去，就在体内模拟了怀孕时的激素环境，长期使用后就真的会骗过子宫内膜，没有办法周期性脱落的异位内膜也会逐渐失去活力，开始慢慢萎缩。小 E 的队伍长时间得不到人员补充，自然只能维稳或者慢慢缩小。

副作用：小仙女们体格不一样，耐受能力也有所不同！甲羟孕酮的副作用其实还是相对蛮大的，常见的有恶心、乳房疼痛、肝肾功能损伤、阴道少量出血，还会增加血栓风险，让体重增加等。

禁忌证：甲羟孕酮与避孕药同为激素类药物，所以不适合吃避孕药的人，甲羟孕酮也不建议吃哟！

同上，激素类药物可不是想吃就能吃的，具体用法请咨询妇产科医生。

（3）GnRH-a

姓名：**GnRH-a**（英文），促性腺激素释放激素激动剂（中文）。

常见成员：曲普瑞林、亮丙瑞林、戈舍瑞林等。

　　商品名：达菲林、达必佳、抑那通、诺雷德、贝依等。

　　绝招：假绝经。

　　疗程：3 ～ 6 个月。

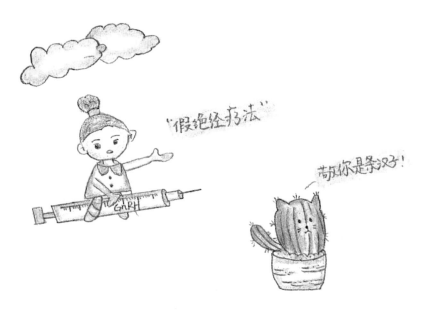

　　招式分解：GnRH-a 现多应用于内异症术后，以延缓术后复发。我都"绝经"了，雌激素没有了，小 E 快走开，烦着呢！

　　看到绝经不要慌，为啥用上 GnRH-a 之后，小仙女的大姨妈就不再来呢？这还要从支配大姨妈的指挥系统——"下丘脑 - 垂体 - 卵巢"轴说起。外源的 GnRH-a 与下丘脑产生的 GnRH 类似，下丘脑一看，原来我已经完成任务了，下班了！于是垂体、卵巢就会因为没有足够的刺激，导致促性腺激素及性激素的分泌不足，造成体内低雌激素状态。小 E 还想要兴风作浪？没有补给了，月经都不来了，小 E 还有啥活下来的盼头？

副作用：既然达到了绝经的效果，咱就要承受绝经的后果。GnRH-a 的副作用就是因低雌激素导致出现围绝经期症状，常见的有潮热盗汗、失眠心悸、情绪不稳定、阴道干燥、性欲淡漠等。长期应用还可能导致骨质疏松。

有些小仙女说，这药不错，6 针打完再来几针。哼哼，美女你果然还没有经过太多的历练，打完 6 针之后不觉得难受还想再来点的我敬你是条汉子。

（4）孕三烯酮

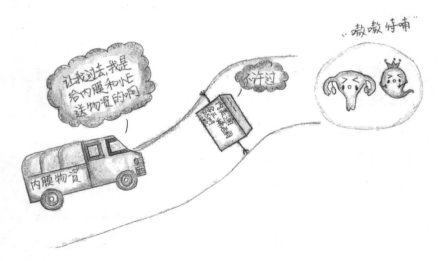

姓名：孕三烯酮。

绝招：假绝经。

疗程：连用 6 个月。

招式分解：孕三烯酮也是一种中等强度的孕激素，但是大家不要被它的名字骗了，虽然它披着孕酮的皮，可它怀的可是造反的心！孕三烯酮可是一种孕酮拮抗剂，能够抑制雌孕激素的分泌，从而实现对内膜组织的抑制作用。小 E 要长大？不好意思，莫得原材料。

副作用：小 E 得不到原材料，那正常的内膜呢？不好意思，也莫得……所以吃药的时候也会闭经。而且，孕三烯酮还有微弱的雄激素作用，常见副作用还包括毛发增多、声音变粗和情绪改变等，也就是容易出现男性化的特征。另外，也会有肝功能受损、体重增加的危险。

禁忌证：孕妇、哺乳期妇女，严重心、肝或肾功能不全以及既往在使用雌激素或孕激素治疗时有发生代谢或血管疾病患者禁用。对本药过敏者禁用。

（5）地诺孕素

姓名：地诺孕素，商品名：维散宁。

绝招：停经、避孕。

疗程：需长期用药。

招式分解：作为对抗小 E 的新秀，被很多患者尤其是内异症疼痛的患者奉为神药。

它到底是何方圣神？地诺孕素是新一代人工合成孕激素，可直接抑制小E的发展，使现有小E萎缩，减轻疼痛。其对孕激素受体有更高亲和力，却没有雄激素、糖皮质激素、盐皮质激素活性，因此副作用较少。但是，为了保证疗效，该药需要一直服用，直到计划妊娠或绝经才可以停药。作为新生代药物，对其长期应用的利弊，还是需要继续探索滴。

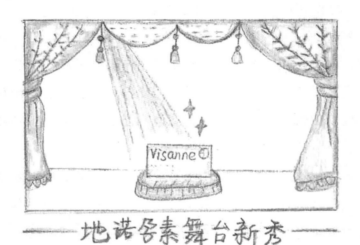

地诺孕素舞台新秀

副作用：主要是不规则阴道流血，但随用药时间延迟，其副作用会缓解。在使用期间会停经，停药一段时间后月经会恢复，月经一旦恢复，那么小E还是很可能会卷土重来的。

（6）曼月乐

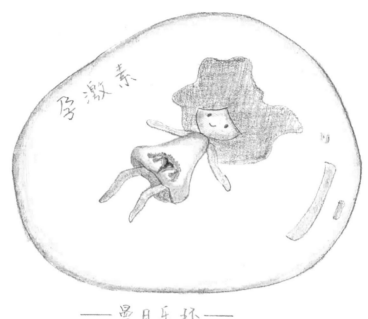

——曼月乐环——

姓名：左炔诺孕酮宫内节育系统，商品名：曼月乐环。

绝招：避孕。

疗程：有效期一般 5 年。

招式分解：曼月乐环就像一个装满了孕激素的泡泡机，把它放在宫腔里，可以缓慢的吐出孕激素，一般可持续 5 年。这种孕激素作用在子宫的局部，可以抑制子宫内膜的增生，缓解月经量多的情况，对痛经及月经过多有很好的治疗作用。

副作用：理想跟现实的差距就是，我们希望月经量能特别少而且规律出血，但现实是它常常只做到了量少和出血……不规则阴道出血是导致很多小仙女放弃它的主要原因。

小贴士

子宫过大的小仙女并不建议使用曼月乐环，因为卡不住呀，会脱落啦！

（7）中医中药

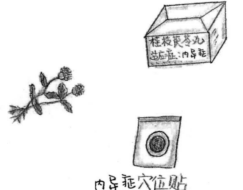

内异症穴位贴

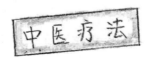

姓名：中药、中医特色疗法。

常见成员：桂枝茯苓丸、散结镇痛胶囊、丹莪妇康煎膏等各类中成药，一人一方的中药汤剂，针灸、刮痧、中药灌肠、中药贴敷等五花八门的中医特色治疗手法。

绝招：私人订制，有的放矢；改善体质，强壮自己。

疗程：3 ～ 6 个月起步。

招式分解：门派众多，疗法各异，疗效尚佳……

缺点：众说纷纭，百花齐放，各门各派，各有绝招，我该吃谁的药？口感欠佳，疗程漫长，良药苦口，且让我再饮了这一杯。"病去如抽丝"，小 E 需要慢慢来对付。坚持就是胜利，吃得苦中苦，方为控 E 人！

小贴士

长期服用中药，记得定期复查肝肾功能哟。

③ 见招拆招

针对小 E "包块、疼痛、不孕、复发、恶变"这几招杀手锏，小 E，欢迎过招，看我们怎么见招拆招！

▌小E，你慢点长

如果我们身体的各个器官都是一个个独立的小国家，

那么小 E 就是逃离宫腔、偷渡到其他国家的非法移民。

狡猾的小 E 利用各种手段，躲过免疫系统的监察，像蒲公英播散的种子一样，成功登陆到子宫领地之外的其他地方。成功上岸后，在激素、炎症因子、免疫因子等各方势力的支持下，逐渐生根、发芽，并且不断繁衍生息，扩张地盘。

小 E 的地盘扩张到一定程度时，动静太大，或者到处捣乱，就比较容易被发现了。卵巢子宫内膜异位囊肿，也叫"巧囊"，就是小 E 最为常见也最容易被 B 超这个透视眼发现的盆腔包块。

大概有 50% 的内异症患者合并有巧囊，而且往往是双侧。

针对这类包块，要不就是干掉它，要不就是让它慢点长！

那么，如何做到呢？

来，是时候亮出手术、药物这两柄利剑了！

如果巧囊还算是个乖宝宝，个头不大，长得也不快，那就药物治疗先走上一波。如果巧囊个头着实够得上手术指征了，但小仙女们实在不想马上做手术的，也可以暂时选择药物治疗。还有手术后小 E 又再次复发的小仙女，再次手术需慎重，药物治疗此处必须是 C 位。

药物治疗何其多，小仙女们可以根据自己的具体情况，在专业医师的指导下酌情选用。

总体而言，目前临床上选用较多、疗效较好、副作用较少的，以控制小 E 大小为主的药物还是口服避孕药，中医中药也是很多小仙女们的心头好。不过，各种药物治疗均需要经过一定的疗程方能显效，"三天打鱼两天晒网"可是行不通的呦！

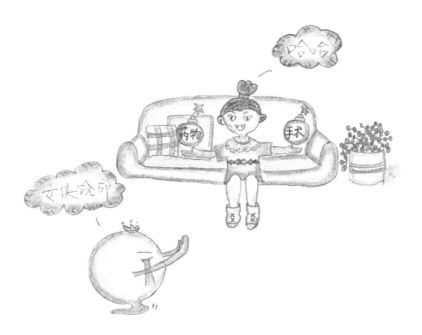

对于巧囊个头比较大（一般是超过 5cm)，生长速度较快，或者怀疑有恶变的，如经药物治疗无效，还是建议选择手术治疗。手术选择哪种方式，就需要结合小仙女们的具体情况，由专业医生来具体分析了。

另外，很多研究都发现，小 E 的发生、发展其实都和生活习惯、情绪压力密切相关。你的情绪、饮食及生活习惯等都有可能是招来小 E 或是使她茁壮成长的助推手。手术不能总做，药也不能总吃，情绪的调适，生活的调养，对于控制小 E 前进的步伐，也是十分重要的一道防线。

此处需要卖个关子，欲知详情，请看第五章来细细分解。

最后，付出如此多努力的我们是否已经成功拖住了小 E 的后腿？必须要定期复查，把握敌情。

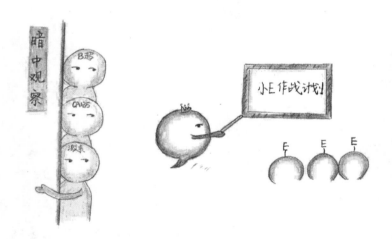

定期复查的目的是为了暗中观察小 E，对小 E 的下一步动作做一个有效预判，由此来调整治疗方案，杀杀小 E 的威风，让她无法占领更多的领地。

那么，定期复查都查什么？

第一，B 超。

简单易行，不论在哪里，都可以轻松进行。B 超可以有效监测并对比小 E 的位置、大小和形体的变化。当然，必要时也可行盆腔 MRI 检查。一般是 3 ～ 6 个月复查 1 次。

第二，血清 CA125。

通过抽血检测 CA125 水平，可以帮助评估小 E 的猖獗程度。如果 CA125 水平高居不下或者有升高的趋势，提示小 E 还是在兴风作浪，必须再把紧箍咒勒紧点。

第三，女性激素检查。

正在进行 GnRH-a 治疗，或者有生育要求的小仙女还应当定期抽血复查女性激素，了解卵巢功能。

▌拿什么拯救你，我的"小E痛"

小 E 引起的痛经，也是需要区别对待治疗的。

如果痛经还合并有明显的盆腔包块，或者有不孕的苦恼，首选手术治疗。

如果只是痛经，盆腔包块也不大，更没有生育的要求，药物治疗就是首选了。

如果中医、西医各种药物统统招呼了一遍，痛经还是我行我素，那手术的刀，必然是躲不过的了。

治疗痛经的药物，排在一线药物阵营的是非甾体抗炎药（就是止痛药）、口服避孕药、高效孕激素。排在二线的有 GnRH-a、曼月乐环。使用的顺序一般是先派一线上场，一线顶不住了上二线，二线还搞不定，上手术。

（1）止痛药，疼痛难忍的选择

"世界上有一种痛，叫姨妈痛。"大部分小仙女对于痛经，想到的、做到的第一件事肯定是"忍"。咱国家的小仙女们对于吃止痛药还是稍稍有点心理抵触的，一般把持的原则是"能不吃，就不吃"。

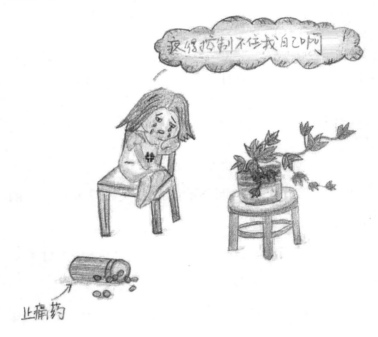

但是，有的疼痛真的忍不了呀！痛经难忍时怎么办？

事急从权，可以临时吃一些止痛药。西药常用的有布洛芬、吲哚美辛、萘普生、对乙酰氨基酸、双氯芬酸等。

是不是这些名称看起来好陌生？芬必得、泰诺林、散利痛以及网红的 EVE 是不是更熟悉一些？

其实这就是商品名和化学名的区别，小仙女们选择止痛药时不要只看商品名，注意看看成分表，就知道是啥来路了。

止痛药最大的优点就是见效快，但两次服药间隔时间一定不能少于 6 小时。它最大的副作用是会有一些胃肠刺激症状，如恶心、呕吐等。长期服用需要警惕胃溃疡的可能！偶尔也有一部分小仙女服药后会有肝肾功能的异常。

（2）避孕药，让小 E 听话

如果近期没有备孕计划，没有禁忌证，口服避孕药也是控制小 E 的一个比较好的选择。一般需要服药持续 6 个月及以上，甚至可以长期用药。

避孕药除了能够避孕之外，还可以缓解痛经症状，帮助规律月经，当然，必须可以避孕。服药期间，卵巢基本处于失业状态，小 E 失去支持，也会乖乖听话，甚至萎缩。

（3）和大姨妈拜拜，痛经不再来

对付痛经，终极大招就是连大姨妈都彻底拜拜了。大姨妈都不来了，痛经自然无法再作妖。

跟大姨妈拜拜的方式也是很多的，可以暂时和她决裂一下，也可以和她此生不复相见。

暂时拜拜：可以选择前面提到的高效孕激素、孕三烯酮、GnRH-a，只要连续用药，大姨妈是无法再来拜访的。还有曼月乐环，上环后月经量会逐渐减少，慢慢的也会造成停经状态。

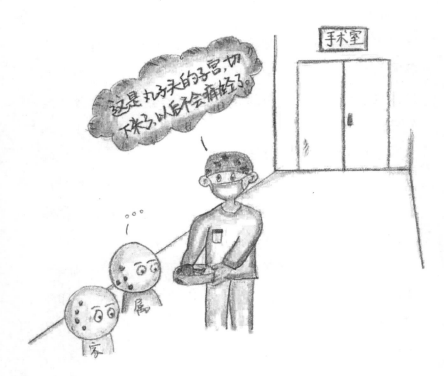

停药之后，卵巢功能慢慢恢复过来，大姨妈这门亲戚还是会再次上门的。大量研究发现，停药后痛经的复发率还是很高的。所以，和大姨妈短暂决裂后痛经会不会复发这事儿，基本就是看缘分了。

彻底拜拜：采用手术的方法切了子宫，没了子宫，与大姨妈此生就真的没有再相见的机会了，那么与痛经也自然就是永别了。但是，就为了不想再痛经，有多少小仙女会有这种"壮士断腕"的决绝？尤其是年轻的、还想做妈妈的小仙女，这招可是万万使不得啊！

（4）中医中药，祖传的痛经法宝

此处，毫不夸张地说，中医中药是治疗痛经的祖传法宝！

咱中医最厉害的就是"治标又治本"，所以在对抗小 E 的战役中，不仅可以有效缓解痛经、非经期腹痛这些临床症状，还能调经助孕、缩小包块、抑制复发。

最重要的是，和西药相比，中医中药不良反应较少、安全性好，还不影响大姨妈的正常节奏，简直不要太神奇。

一起看看咱中医中药这个土生土长的老神仙，有啥缓解痛经的妙招。

①初阶版——中成药

中成药是中药治疗的初级阶段。中成药是固定的配方，主要分为经典名方、现代经验方两大门派，有明确的适应证，看着说明书大致也可以对号入座。

常用药物包括桂枝茯苓胶囊、散结镇痛胶囊、元胡止痛滴丸（颗粒、丸、片、口服液）、丹莪妇康煎膏、少腹逐瘀颗粒（口服液）、止痛化癥胶囊（片、颗粒）等。

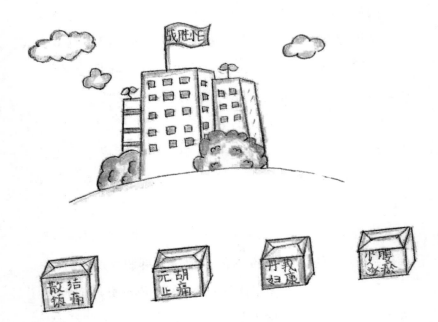

②进阶版——中药汤剂

辨证论治是中医治疗的精髓所在。一人一方，强调辨证论治，强调个体化治疗。舌、脉、证，中医开方的三大必备要素，也是决定疗效的关键。

不过中医治疗唯一的问题就是门派众多，百花齐放，各有特色。看过中医的小仙女都会多多少少有这样的困惑：我这样一个人，看了三个大夫，开出三张方子，竟然用的药都不带重样的，这是为啥？我该吃哪个？

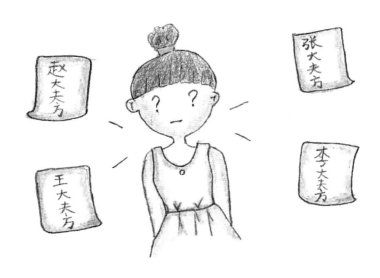

同证不同方，这是中医的困惑，也是中医的魅力。能走到罗马的，永远不是一条路不是？

还有很多小仙女会深深的感慨到：找到一个靠谱的中医大夫，就像中彩票一样！

这里要告诉大家，正规医院、专业团队绝对是最靠谱的。虽然有时候大夫们硬邦邦的语言并不符合小仙女们求医时"药到病除"的心理，但大夫告诉你的，一定是靠谱的疾病预期、专业的治疗意见。

如果仙女们看病时遇见"包治百病"的大夫，那一定要多个心眼了，毕竟咱已经知道小 E 的德性了是不是？想要摆脱她，可不是那么容易的事儿。所以，找哪个大夫看病这事儿，真是个学问。佛曰：不可说，不可说。

③特色版——外治法

痛经的时候，小仙女们都有的经验就是贴个暖宝宝或者放个热水袋在肚肚上，暖暖的很舒服。

所以，中医中药也不是只有喝苦药汤这一招，外治法可是很重要的一个部分。都说"内外结合疗效好"嘛。

常用的外治法包括针灸、中药外敷、穴位贴敷、中药灌肠、阴道后穹窿上药、中药离子导入等等。每种方法各有特色，都有利于药物在局部的吸收、起效。

想要尝试的小仙女，可以尽快寻求专科医师的帮助，为您制定专属的中医特色治疗套餐。

（4）日常版——生活调理

中医观点认为，痛经大部分都与受凉、生气有关，因此，在经前和经期要严格保暖、调节情绪。爱自己，从跟葱姜蒜和解开始；缓解痛经，就要多喝热水。自治小方，你值得拥有。

①红糖姜茶

一杯在手，痛痛飞走，本饮品由在厨房里随处可见的生姜、红糖组合而成，具有和中助脾、缓肝气、补血养颜、温胃驱寒、温中止呕的功效，实乃是痛经的小仙女们居家旅行之必备良品。

此茶对体质虚寒的人尤为合适，特别是痛起来手脚冰凉的小仙女们，红糖姜茶，喝它！

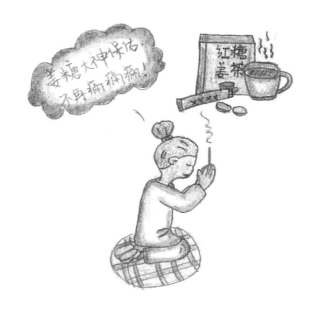

②艾叶泡脚

热水泡脚，暖脚、暖宫、暖全身。本汤的主角是从药店购买的艾叶，艾叶性味辛、苦、温，有温经止血、暖宫、安胎之效。

用其泡脚，可暖宫驱寒止痛，对有痛经且手脚冰凉的姑娘极为适合。

具体用法为：取 10 克艾叶，用纱布包好，入锅，加水烧开，倒入盆中，先熏脚，然后再泡脚。每日1次，每次30分钟。

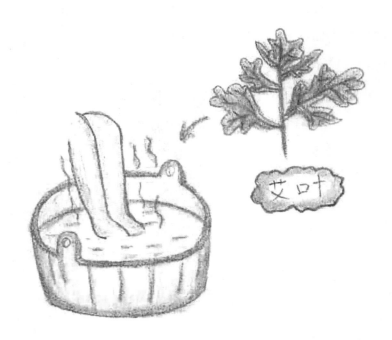

艾叶

③穴位按摩

是时候展示真正的技术了，只需要动动手指，就能让不通的气血跑起来。中医认为，气为血帅，血随气行，气行则血行，通则不痛。气血运行不畅，不通则痛。通过按摩穴位，可以使经脉调和、气血通畅，从而缓解痛经。

按摩合谷、外关、三阴交可活血理气、行气止痛，对经前或月经期小腹胀痛，拒按，胸胁胀痛，乳房胀痛，爱生气的美女最为合适。

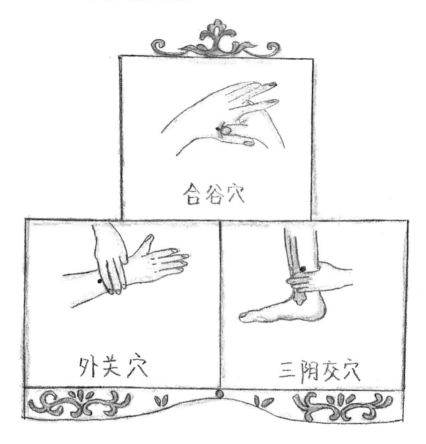

④穴位艾灸

灸关元、神阙、足三里、三阴交，艾灸这些穴位可温经散寒止痛，对小腹冷痛、得温痛减、手足冰凉的女生尤为适合。痛经的时候，你需要一盒艾条。

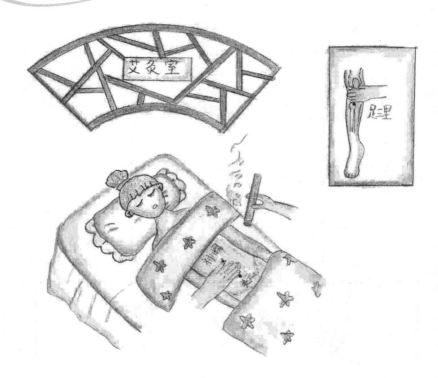

宝贝宝贝快快来

对于生娃娃这件事，每个小仙女都有自己的想法和计划。

"我要彻底把小 E 治好了再要孩子。"

"我还想搞几年事业，不着急要孩子。"

"我和我老公还没玩够呢，孩子过两年再说。"

"人家还是个宝宝，不想这么早做妈妈。"

但是，有了小 E 这个小妖精，怀孕对于某些小仙女来说那就是个坎儿，有时候还要被绊倒好几回。如果还有做妈妈的想法，那么建议想要宝宝的小仙女们早做打算，能早生不晚生，年龄的优势可是超乎寻常的大哟。

阅读到现在，小仙女们可能越来越认识到小 E 很有可能是不可根治的，所以也大可不必非要等到把小 E 彻底治好才要孩子。因为就算这次治好了，谁知道她啥时候又会卷土重来？

小 E、年龄就是两把杀猪刀，随着岁月的流逝对生育能力的损害只会越来越大，妊娠也只会越来越难。

从可以自己怀，到需要借助试管婴儿这些辅助手段才能怀，直到最后生殖科的大夫都直摇头，真的是等到花儿都谢了……

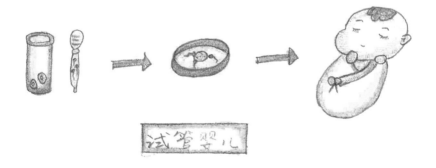

所以，宝宝，还是需要快点来！

要宝宝，可不是去超市采购，银子攒够了就随时都能买。必须要做好各项准备，才能足够幸运，得到小天使们的青睐。

（1）孕前检查，知此知彼

得了内异症，啥时候能开始要孩子？

"我不要你觉得，我要我觉得！"

这事儿，不是小仙女自己能拿主意的，建议一定要让专业医师评估，需要得到医生允许备孕的"口谕"，咱再开始行动。

开始实施造人计划之前，细致的孕前检查是必不可少的。而且，咱又不是雌雄同体可以自己开挂生娃，造人是两个人的事儿，所以，检查也必须是男女双方都要做的。

古人云："凡欲求子，当先查夫妇有无劳伤痼疾，而依方调治，使内外和平，则有子矣。"宋代人都有这个意识了，咱现代人也就别掉链子，孕前检查走起来。

①全身检查

看着大夫给开的厚厚一沓化验单，小仙女们说，我头晕。

虽然数量多，但是全身检查覆盖面广，功能强劲，一查在手，健康与否全都有！

检查项目主要包括血常规、尿常规、血型、肝功、肾功、甲状腺功能、传染病筛查、肝胆胰脾肾超声等。这个套餐做下来，小仙女和准爸爸们的基本健康状况就一目了然了。

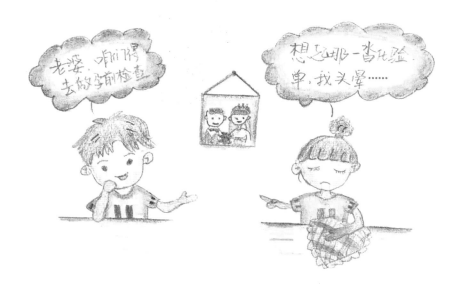

②常规女方检查

了解完整体情况之后，咱们还要检查一下局部零件有没有问题。常规女方检查主要包括优生四项、宫颈癌筛查、女性激素、子宫双附件超声、生殖道传染病筛查等。检查的目的主要在于排除生殖器官的畸形、宫颈病变、卵巢功能减退以及是否有生殖道炎症等。这些都是和造小人密切相关的项目，检查时宁多查，勿漏查。

小贴士

如果没有注射过相关疫苗或是疫苗已经失效的小仙女们，备孕前最好提前注射乙肝疫苗及风疹疫苗。因为准妈妈一旦感染上这两种疾病就会传染给宝宝，造成严重的后果。

③常规男方检查

是时候看看队友的水平了。临床上太多小仙女因为要不上孩子，把自己身上能查的全查了一遍，能折腾的全折腾了一遍。怎么查都没毛病，却怎么努力都怀不上。再仔细一问，竟然从来没给老公做过检查，还一脸无辜的说："他能有什么问题？怀不上不都是女人的事儿吗？"结果，再一查，老公竟然是弱精！这么多年，女方白白受了多少苦？

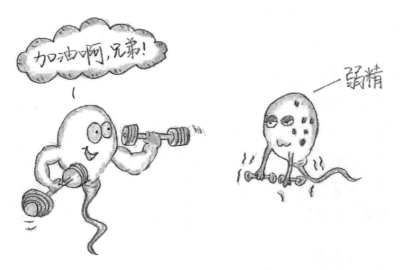

所以，不要太相信你的队友。环境污染、工作压力大、缺乏运动、作息不规律等都会影响男性的生殖能力。

生育能力受影响的可不只是女性，男同志们造人的能力、精子质量也是屡创新低，逼得医生们把诊断标准都下调了，不然就没多少男同志的精子是合格的了！这样残酷的大环境下，作为提供宝宝DNA的另一半，不摸底排查一下怎么行？

男方的常规检查包括：精液常规、体格检查、精浆生化检查、生殖激素检查、抗精子抗体、精子DNA碎片指数等。主要是对精子质量、男性生殖系统发育及内分泌功能做出评估。

好啦，男女双方摸底调查结束，合格的，开启造人计划；不合格的，抓紧维修，争取早日合格，再行造人！

（2）孕前调理，把握先机

"大夫，我想要孩子了，想吃点药调理一下。"

"大夫，我身边好多同事怀孕后都胎停了，太吓人了，我想调理一下再怀孕。"

现在门诊上要孩子之前想吃点中药调理的小仙女越来越多了，毕竟，现在想要顺顺利利怀个娃、生个娃，还真不是件容易的事情。

胎停育、先兆流产、复发性流产，发生在小仙女们身边的这些负面的例子，的确比前几年多很多。

怀孕之前到底要不要调理身体呢？

其实还是需要的，身体是革命的本钱。

但是，调理并不等于吃药！

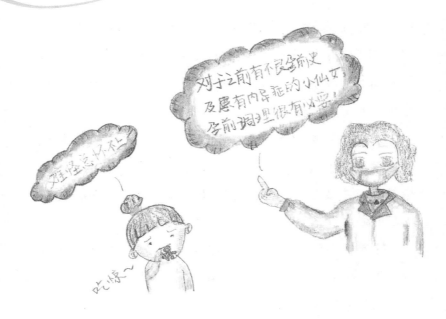

　　如果实在对自己的身体不放心，也不要盲目进补服药，可以寻求专业医师的帮助，评估下自己的小身子骨，再决定要不要吃药调理。

　　备孕时，最重要的还是生活习惯和心态的调整。

　　要养成良好的生活习惯，以达到最好的身体状况。早睡早起，保障充足的睡眠时间。晚上 11 点前入睡，保证每天有 6 ～ 8 小时的睡眠时间。合理饮食，适当运动。

　　另外，一定要调整好心态，不可操之过急，也不要过分焦虑。娃娃，该来的时候总是会来的。

　　孕前还应努力将体重保持在正常范围内。尤其是身体肥胖的小仙女，适当减重是非常必要的，否则不仅不容易怀孕，孕期也容易出现各种妊娠并发症，如糖尿病、高血压等，严重的甚至会危及生命。但是，一定要科学减重，盲目节食、吃减肥药的话，有可能会造成闭经、卵巢功能减退。最后肥没减下来，月经却乱了，排卵也障碍了，那可就真是得不偿失了。

（3）监测排卵，把握作战时机

好啦，零件都检修完毕了，下面就要唠唠造人的时机这个问题了。

中医讲，"氤氲之时"是造小人的良辰吉日，这个时间，指的就是排卵期。

前面已经讲过，卵子小姐可不是天天都出来晃悠的，作为一位一个月才出门一次的娇小姐，想追到人家，就要摸清人家出行的规律，也就是排卵期。

一般情况下，下次月经前的 12～16 天排卵，也是易孕期。卵子可由两侧卵巢轮流排出，也可以由一侧卵巢连续排出。

排卵期并不是固定不变的，环境、压力、紧张等影响都可能导致排卵日变化，出现排卵不规律。排卵前几天，阴道分泌物会增多，稀薄、透明、清亮，典型的白带还可以像鸡蛋清一样弹弹弹，出现拉丝样，这也是提示排卵的一个表现。

如果是月经规律的小仙女，可以按这个规律大概推算一下。但是，对于月经不规律的小仙女，这个方法可就不好使了，谁让咱拥有的是个不按规矩出门的卵子呢？

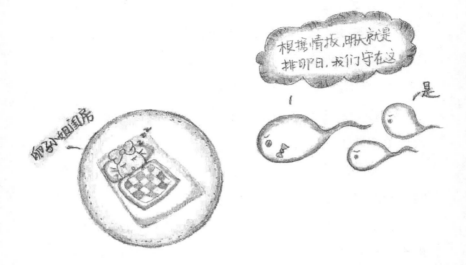

而且，医生经常会问："排卵怎么样，监测了吗？"有的小仙女立马掏出手机，打开某柚某妈APP："大夫，我有排卵，看，我的APP显示我明天就排卵了。"亲，APP只是根据你以往的月经周期来推算可能的排卵期，但并不代表卵子一定会按时出门呀！

所以，最靠谱的，还是要密切监控卵子小姐的动向，常用的套路有三招。

①基础体温测定（BBT）

此为性价比最高的方法，不过需要你是个认真仔细、能坚持的小仙女。

什么是基础体温?

人体处在清醒而又非常安静,不受肌肉活动、精神紧张、食物及环境温度等因素影响时的状态叫作"基础状态",基础状态下的体温,就叫作"基础体温",也叫"静息体温",通常在早晨起床前测定。

备孕为什么要测基础体温?

女性的基础体温随月经周期而变动,在卵泡期内体温较低,排卵日最低,排卵后升高 0.3 ～ 0.6℃。

每个月经周期排卵日仅有一天,通过测量基础体温、观察基础体温的变化,可以帮助备孕的小仙女们精准排卵日,在排卵日前后同房,有的放矢,大大提高成功受孕的概率。

每次测量的体温,可以绘制成一个表格＋曲线的形式以方便查看,现在大部分帮助记录月经的 APP 都有一键生成体温曲线的功能,着实方便。

采用基础体温曲线预测排卵的准确率为 70% ～ 80%。

一般卵泡期基础体温为 36.5℃左右,部分小仙女也可能会低于 36℃,排卵时基础体温会比平时先降低 0.2℃,降温后的第 2 天体温会迅速升高 0.3 ～ 0.6℃甚至更高,则表示处于排卵的状态。

排卵以后继续测量基础体温,可以直观、准确地反映小仙女们黄体功能的强弱。如果基础体温高温期较长,可以持续超过 11 天就表示黄体功能不错，而黄体功能对于受精卵的着床、发育具有很重要的支持作用。

排卵后如果基础体温在一段时间内可以一直维持在比平日高的水平，就是"双相体温"，表示有排卵；比如这个，这也是我们最希望看到的基础体温曲线图。

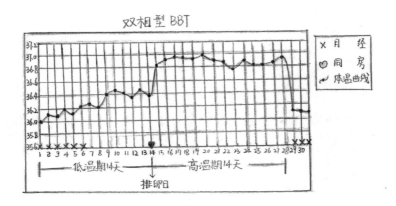

如果排卵期体温上升缓慢，提示促黄体生成素浓度不足，排卵状况不良，成功受孕的概率也会下降。

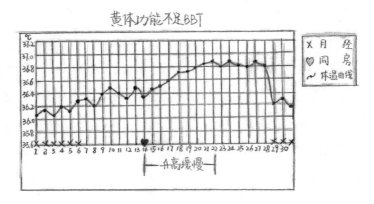

如果到快来月经的时候，体温下降速度却比较缓慢，表示黄体功能不良，也不利于怀孕。

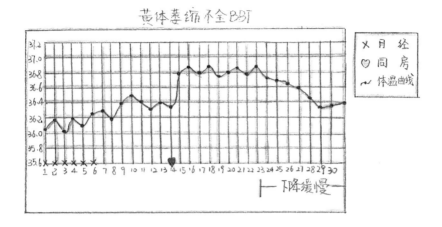

如果体温曲线压根就没有升高过程，或没有规律的忽高忽低就是"单相体温"，提示无排卵。

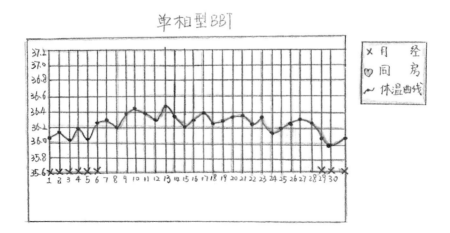

如果基础体温持续两周以上较高，就要考虑检查一下是否可能是怀孕了。

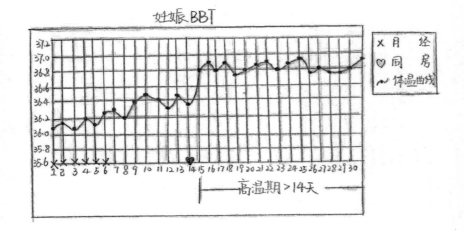

测量方法：

通常清晨 5 ～ 7 点进行。舌下测温比腋下测温更准确。

每晚睡前将体温计甩在 35°C 以下，放在床头或枕边随手可取到之处。

睡眠 6 小时以上，第二天睡醒后，不说话，不起床，不活动，将体温计探头置于舌下内侧根部，紧闭嘴巴，一般含 5 分钟。取出体温计观察并记录温度。

特殊情况如发烧、熬夜、同房、失眠、阴道出血等都需要做特殊标记并记录下来。一般需要连续测量 3 个月经周期以上。

由于基础体温的变化规律一般体现在小数点后一位

的体温值上，所以建议选用精度至少为 ±0.1℃的体温计来测量。

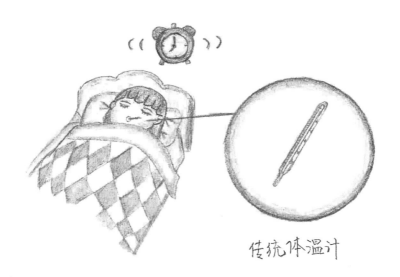

传统体温计

②尿 LH 试纸

尿 LH 试纸又叫作排卵试纸，长相和早孕试纸基本一样，原理就是通过检测尿液中促黄体生成素（LH）的含量来判断排卵的时间。LH 高峰一出现，预示 24～48 小时卵巢排卵。

该法优点是简单、快捷、易判读，缺点是需要计算检测的时间，早了晚了都不行。当然，不考虑性价比的话，经常测一测也是未尝不可的。

测量方法：

一般在早上 10 点到晚上 8 点之间留取尿液进行测

定，避免使用晨尿，测试前 2 小时不要大量饮水。具体操作按照说明书上的方法去做就 OK 啦！

测排卵赶早不赶晚，一般从下次来月经前 17 ～ 18 天开始测，也可以从来月经第 10 天开始测，而且要连续测，一天可以检测 2 次。

LH 试纸看结果主要看两个区的变化：对照区（C 区）、检测区（T 区）。结果判读也是很简单的。

√　只在 C 区出现一条杠是阴性。

√　T 区隐约也可以看到一条杠就叫作弱阳性。

√　出现颜色一样深的两条杠就叫作阳性。

√　T 区的杠杠颜色深过 C 区就叫作强阳。

如果试纸上一道杠都没有或者 C 区什么都没有出现，不要紧张，这代表试纸无效，换一张接着检测就可以了。

一般排卵试纸会随着体内 LH 水平的高低而变化，开始是阴性，慢慢加深到弱阳，然后阳性、强阳性，再转为阴性。

若试纸的颜色慢慢变强，可以增加测定的频率，最好的办法是每间隔 4 个小时测定 1 次。出现阳性意味着将在 24 ～ 48 小时内排卵，由强阳转阴提示卵子排出。

但是，LH 试纸监测也容易搞出乌龙，某些疾病如甲状腺疾病、神经系统疾病、内分泌疾病等都会引起体内激素紊乱从而使试纸阳性。

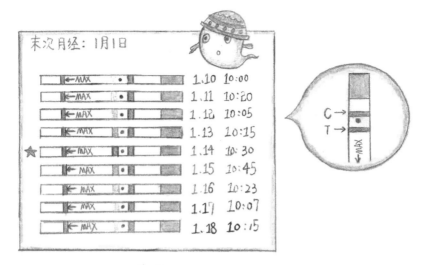

LH 试纸

比如患有多囊卵巢综合征的小仙女，本身 LH 水平就较正常人偏高，如果用试纸的方法监测排卵，会显示一直弱阳性，但实际上却并不排卵。

试纸和 BBT 结合可以帮助提高预测排卵的准确性，但是，最为准确的还是 B 超监测排卵。

③ B 超监测排卵

这个方法是目前最精确的监测方法，清晰、直观，但价格高，而且需要总往医院跑。

超声监测排卵，才是真正意义上的监测。

超声可以观察卵泡从发育、成熟到最后成功排出的整个过程，还可以根据卵泡大小、发育的形态、内部回声特点来初步判断卵泡的质量。同时，还可以观察子宫内膜的形态与厚度，来判断子宫是否做好迎接受精卵着床的准备。

测量方法：

月经规律的小仙女，可以从来月经的第9天开始监测，根据卵泡发育情况，再决定下一次的监测日期，一般是2天监测1次。

我们可以看着卵泡从"小荷才露尖尖角"，一直到"我家有女初长成"。当卵泡长到成熟卵泡大小（1.8～2.0cm）时，提示即将排卵。隔日需要再次做B超，观察卵泡是否正常排出。

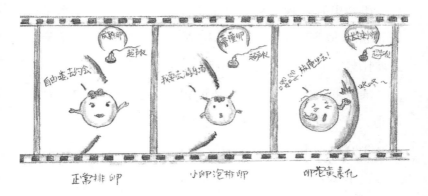

所谓监测，是一个过程，一般每个月经周期要监测3～4次。

千万不要嫌麻烦，不要自作主张地更改监测的时间或者随意减少监测的次数，否则就是事倍功半。

④科学同房

卵子姑娘不仅出门次数少，而且就像昙花一样，生命也特别短暂。在排出后的 12～24 小时内，如果不能和精子相遇，或者没有精子可以俘获她的芳心，她便会香消玉殒。

而突破千难万险，好不容易占领有利地形的精子同志，在女性体内也只能坚持 72 小时左右。因此，在排卵日前后 2～3 天同房，才是最佳的受孕时机。

划个重点，以下这些时机，都是值得好好"耕地种田"的良辰吉时。太早了、太晚了都是无用功，也不要过高要求同房的频率，毕竟好钢要用在刀刃上，"牛"还是要省着用滴。

√　基础体温监测：体温先降低而后开始上升 0.3～0.5℃时。

√　LH 试纸测定：出现阳性时、试纸由阳转阴时。

√　B 超监测排卵：当卵泡长到成熟卵泡大小（1.8～2.0cm）时。

（4）辅助生殖，莫待无花空折枝

正常有性生活，未避孕 1 年仍然没有怀上宝宝就可以诊断为不孕症。

如果年龄超过 30 岁、有强烈生育愿望、有内异症手术史的，试孕 6 个月仍未怀孕，应采取更加积极的治疗。

尤其是患有内异症的小仙女，小E对生育的影响的确是不容小觑的。

如果自然受孕困难重重，必要的时候，辅助生殖技术可助君一臂之力。

辅助生殖技术，顾名思义，就是采用医疗手段来辅助怀孕，包括促排卵、人工授精、体外受精－胚胎移植等。

体外受精－胚胎移植更加通俗的说法，就是"试管婴儿"。

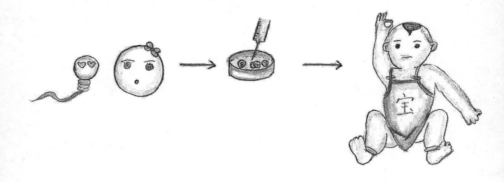

关于这几种技术，我们简单地介绍一下，因为这里面的技术含量真真的是杠杠滴，不然怎么对得起那一大把一大把的银子呢。

①人工授精技术

就是把丈夫的精液处理后，在排卵期直接打到宫腔里。

　　这就等于把马拉松比赛的赛程砍掉一大半，变成了中长跑。精子们先坐着小汽车，越过宫颈的重重关卡，一路畅通地来到宫腔。当然，从宫腔到输卵管的这段旅途是没有捷径的，还要靠精子先生们自己的努力。接下来能不能搞定卵子小姐，那便是雄性竞争能力和魅力的问题了。

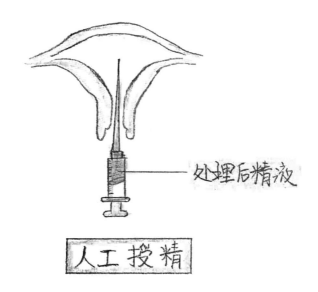

　　做人工授精前，一般也要给女方做促排卵治疗，力争派出多一些优秀的卵子，增加相亲的成功率。

　　每个月做人工授精的成功率在15%左右。人工授精也是试管婴儿的先头部队，如果3次人工授精都失败了，就应该考虑做试管婴儿了。

② "试管婴儿" 技术

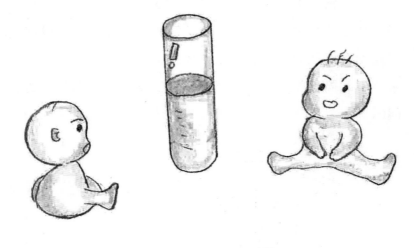

试管婴儿，难道是在试管里长出个宝宝？

当然不是，试管婴儿技术是指分别把女方的卵子、男方的精子取出来，在体外结合成受精卵，再移植到女方的宫腔内。

简单地说，就是举办方直接取消了马拉松比赛，把卵子小姐和精子先生都接了出来，直接在体外的仪器里相亲、洞房，最后形成受精卵。

如果男方有严重的少精、弱精、畸精、梗阻性无精子症等问题，战斗力实在不行的，还可以进行卵胞浆内单精子注射，也就是"二代试管婴儿"。这种操作方法，就像包办婚姻一样，直接把精子先生塞给卵子小姐，卵子小姐没法拒绝，但能不能造个受精卵出来，就是天意了。

另外，受精卵移植到宫腔后也不是就万事大吉了，接下来还有着床这个难关有待克服。宫腔环境不好，受精卵体质太差，或者两个就是单纯地看不对眼，都会影响着床的成功率。换个好理解的说法，就是种子种在土里，也不一定都能发芽、都能成才对不对？

而且，在做试管婴儿的时候，都会有非常复杂的促排卵过程，对卵巢功能是极大的挑战，取卵、移植的过程也是比较痛苦的。内异症患者做试管婴儿的成功率远远低于因其他因素做试管婴儿的患者。

付出了太多努力、吃了太多苦头，却依然不能拥有一个宝宝，其中的心酸、无助和不甘，真的是对小仙女们经济和心理承受能力的极大挑战。

轻度内异症（手术分期Ⅰ～Ⅱ期），如果女方年龄大于 30 岁、不孕大于 3 年，男方精液也不咋地，术后建议直接做人工授精。人工授精 3～4 个周期仍未孕，进入试管周期。

中重度内异症（手术分期Ⅲ～Ⅳ期）、深度浸润型内异症，如果女方年龄大于 35 岁，且内异症复发、卵巢功能差，男方有严重问题的，建议直接做试管。

（5）中医中药，助孕神器

此处必须有中医中药的位置。

中医中药是对抗内异症不孕的有效手段，中医治疗的优势主要在于促进怀孕的同时还可以抑制小 E 的进展、保护卵巢功能。

不管是自然受孕还是正在做试管婴儿，中医中药都可以起到非常好的治疗、辅助作用。

大量研究发现，中医中药可以通过改善卵巢发育、促进排卵、改善子宫内膜容受性从而有效提高内异症不孕患者的妊娠率。

尤其一些常规促排卵疗效不佳、不明原因着床困难的患者，使用中医中药辅助后，往往收到奇效。

常用的招式是中药分周期治疗、针灸等。

（6）孕后保胎，不可忽视

对于内异症，怀上并不是斗争的终点，只是另一个新斗争阶段的开始，打赢不孕这场战役，最终的目标是要把宝宝顺利生下来！

小 E 可不会因为发现身边多了个小娃娃就变成仙女教母，反而还会给正在努力扎根的小娃娃整点麻烦、下点绊子。

所以，内异症患者怀孕后特别容易出现生化妊娠、自然流产、胚胎停育等早期妊娠丢失的情况。

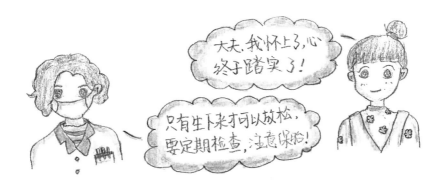

往往有很多医生觉得怀孕就是个优胜劣汰的过程，为啥要保胎？人生第一场仗都打不赢的宝宝，没有存在的意义。这也不是没有道理，的确是有很多的早期流产，其实都是和胚胎本身发育不良或者染色体异常有关。

但是，好不容易怀上的娃，如果就是因为母体分泌孕酮不足而导致着床不稳，怎么能不保？孕早期，一切都是未知数，为了来之不易的宝宝，还是应该赌一把的。保胎所使用的药物大多为补充体内孕期激素分泌的不足，只能算作帮助宝宝扎根、安家的肥料，如果真的是有问题的胚胎，光施肥也是保不下来的。

因此，一旦怀孕，要定期复查血 HCG、孕酮、雌二醇及妇科超声。一旦有风吹草动，需要外源力量辅助一把，还是要积极保胎的。

妊娠 12 周内是胎停、流产的高发期，保胎至少持续至孕 12 周，合并腺肌症、腺肌瘤等还需要延长到孕 16

周左右。

另外还要叮嘱一句，孕期一定要注意休息，避免劳累，早孕期禁止性生活。而且，真的不要思虑过度、太过焦虑。当妈妈的天天紧张兮兮、神神叨叨，咱揣在肚子里，跟妈妈同呼吸共命运的宝宝是不是也会紧张？人在紧张、焦虑的状态下，体内激素的分泌也会紊乱，没见过啥大场面的宝宝实在撑不住了，就会悄悄溜走了。

小贴士：如果小娃娃已经成功扎根了，那饮食更要多加注意啰！

√ 避免高热量、高糖、低营养的食物摄取（如饮料汽水、巧克力、薯片、面包等），以防妊娠代谢类疾病。

√ 适当限制盐分的摄取，避免摄取高盐食物（如香肠、腊肉、卤味、罐头食品等），以免水肿。

√ 避免吸烟、饮酒，烟酒是导致胎儿畸形和智力低下的重要因素。

√ 少吃辛辣刺激的食物。

▍防微杜渐，希望小E再也不见

大多数情况下，小E就像打不死的小强，任你用什么手段，人家总想着带着自己的行李故地重游一番。

所以，如何拒绝这个总想回来看看的小妖精，抑制复发是规范治疗或手术后的当务之急。

（1）对号不入座：哪些人术后容易复发

● 年轻人，你要小心了！

越年轻，体内激素水平越好，小 E 发展壮大的原材料越充足，那就越容易复发。

25 ～ 40 岁患者的复发率为 30% ～ 40%，40 岁以上复发率仅为 10% 左右。

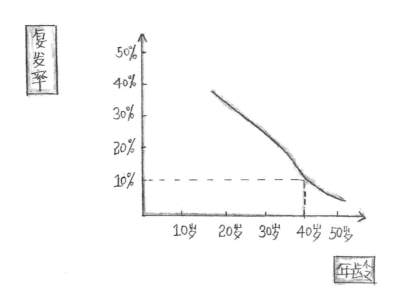

● 小 E 级别越高，抗击打能力越强。手术？哼哼……

√ 内异症分期级别越高，复发几率越高。

√ Ⅱ期复发率13%，Ⅲ期复发率为36%，Ⅳ期复发率高达65%。

√ 病灶大、位置深、双侧病灶、盆腔粘连重的，更容易复发。

√ 保守性手术的较根治性手术复发率高。

√ 术后没有采用药物干预的，复发率高。

√ 药不能停！

√ 已经复发的人再做手术，还容易复发。

√ 悲哀不，复发也是一种体质。

√ 最后，从中医角度讲，情绪不佳、体质差、贪凉饮冷的人更容易复发。

√ 必须要改变自己！

（2）坚持治疗：抑制复发的中西药物选择

要阻挡小E复发的脚步，谁能祝我一臂之力？

● GnRH-a，手术的黄金拍档

GnRH-a是术后抑制复发最为常用的药物，一般需要注射3～6针，将卵巢功能直接打压到绝经期水平，借此断了小E的粮草，把手术中无法完全处理干净的病灶或者肉眼难以发现的微小病灶一网打尽。

而且还给小E打了个马虎眼："别等了，挂了吧，这位大姐已经被我整成老太太了，没希望了哈！"

虽然打针后会有潮热盗汗、骨质疏松、性欲减退等不良反应，GnRH-a 作为手术的黄金拍档用于抑制复发的地位还是难以撼动的，也是目前的主流治疗方法。

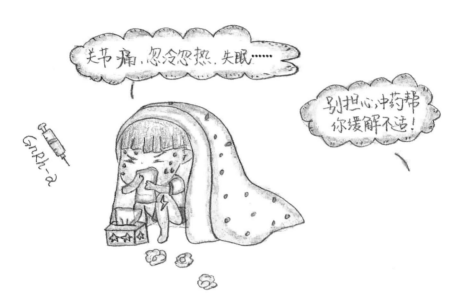

小贴士

如果想要孩子，术后半年是怀孕的黄金时期，一定要把握住。如果不打针，一定要积极备孕。如果需要打针，停针恢复月经后需要积极备孕，若不成功则要早日采用辅助生殖手段。

● 中医中药

√ 术后想尽早要孩子，中药是不二选择。

术后半年是黄金妊娠期，如果打针，就可能会错过了。

所以，对于术后想好好把握这 6 个月的小仙女，吃中药是个绝佳的选择了。服用中药期间，月经可以正常来，排卵不受到抑制，尤其是中药周期论治，可以一方面抑制复发，一方面促进怀孕。

一项严格、规范的随机对照临床研究结果也证明，单纯的中药治疗可以有效提高内异症不孕患者的术后妊娠率。

√　单纯抑制复发，中药也能做到。

如果不想要孩子，也不想承受激素药的副作用，可以吃中药吗？答案是"可以"。

多项临床研究结果证实，中药抑制内异症术后复发的疗效和西药基本相当。与西药比较，中药不仅没有明显的副作用，还可以提高生活质量。

当然，如果已经用上了激素药，再吃上中药，不仅可以加强抑制复发的效果，还能减轻激素药的副作用，起到"1+1 ＞ 2"的效果。

（3）定期复查：监测小 E 的风吹草动

手术、药物虽然对小 E 造成了毁灭性的打击，但也无法完全做到斩草除根。这也就意味着必须时刻观察小 E 的动向，时刻准备着把蠢蠢欲动的小 E 扼杀在摇篮里。

什么情况提示我们小 E 似乎又要卷土重来呢？

√ 盆腔包块又长了起来。

√ CA125 本来已经下降了，又重新升高。

√ 疼痛等症状本来已经缓解，又重新出现并加重。

因此，术后要每 3 个月复查一次 B 超、血清 CA125 水平，如果疼痛等症状再次出现，要早期干预、早期治疗。

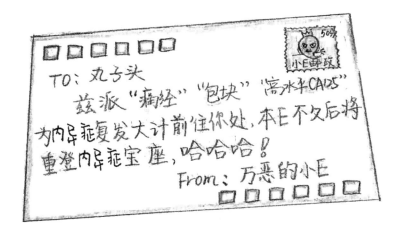

（4）小 E 复发，战役再起

千防万防，还是没能抵挡住小 E 复发的猛烈攻势，再次被小 E 控制的小仙女们该怎么办？

总体原则，就是依然当她是个新人，按照原来的治疗套路，再整一遍。

优先考虑的依然是药物治疗。

药物治疗的目的主要在于控制疼痛、改善生活质量、保留生育能力、减少手术操作。

内异症二次手术的难度和风险，谁做谁知道！

所以，对于复发性子宫内膜异位症，超声引导下穿刺术也是个比较好的选择。

当然，中医中药也必须是个很好的选择，just do it！喝它！喝它！

▍密切关注，谨防小E变性

小E这个难缠的角色，一旦惹上它，就很难摆脱。那天天纠缠着我们的小E，会不会某天就变成恶性肿瘤那种狠角色？

小E虽然面目可憎，像恶性肿瘤一样可以侵犯到全身各个部位，但请不要担心，她极少恶变。小E的恶变率约为1.0%，而且多发生于绝经年龄后妇女。

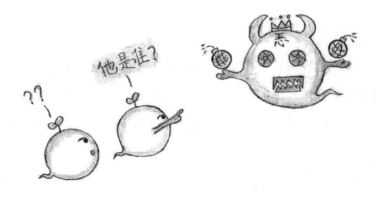

他是谁？

小 E 变性之后会发生什么？

小 E 变性之后，她就不是我们认识的小 E 了。而是摇身一变，成了恶性肿瘤，俗称癌症。

小 E 的恶变约 80% 发生在卵巢，还可以发生在乙状结肠、结肠、直肠阴道隔、盆腔腹膜等深部子宫内膜异位症侵犯的部位。

出现哪些信号要警惕小 E 变坏？

√　绝经后内异症患者，疼法变了样的。

√　卵巢囊肿过大，直径超过 10cm 的。

√　影像学检查发现卵巢囊肿内部有实性或乳头状结构、病灶血流丰富的。

√　血清 CA125 水平过高，超过 200 kU/L，并且除外感染或子宫腺肌病的。

哪些人体内的小 E 容易恶变？

√　年龄＞50 岁的围绝经期内异症患者。

√　月经初潮早、周期短、绝经晚、未生育的内异症患者。

√　病程长的内异症患者。

√　绝经后接受雌激素治疗的内异症患者。

√　雌激素水平高、肥胖的内异症患者。

√　卵巢子宫内膜异位囊肿直径超过 9cm 的内异症患者。

怎样可以让小 E 安安分分，不要变坏？

生育、哺乳、长期口服避孕药、子宫内膜异位病灶清除术、患侧附件切除术等，这些措施都可以降低小 E 变坏的概率。

另外，结合小 E 恶变的危险因素，改变生活习惯，改变自己，也可以很好地预防恶变。

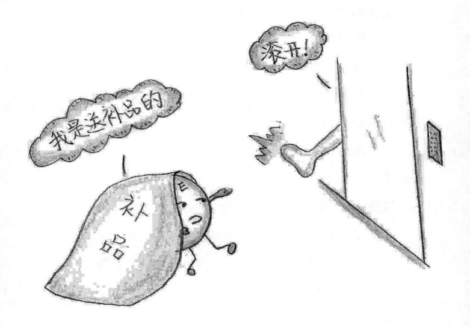

首先，不宜食用过多含有雌激素的食物，如胎盘类制品，或雪蛤油、林蛙油、蜂王胶、阿胶、成分不明的保健品等。

其次，管理体重，避免过度肥胖。肥胖可是会助小 E

变性一臂之力的哟。

最后，最为重要的就是要定期复查，尤其是绝经后的内异症患者，千万不能因为绝经了，就对小 E 掉以轻心。

第五章
管理小 E 的点点滴滴

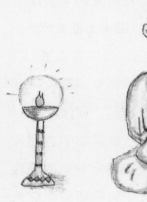

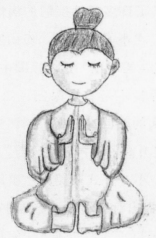

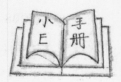

"黏附－侵袭－血管生成"是小 E 疯狂掠夺地盘的三部曲，小 E 像沙尘暴一样弥漫盆腔，无处不在，造成盆腔器官蜘蛛网样粘连。"疼痛、不孕、盆腔包块、复发"则是她的杀手锏。

最重要的是，对于小 E，我们还不能完全清楚她的前世今生。现有各种学说，都不能从根本上或者从整体上解释小 E 的发病机制。

因此，小 E，仍是一个"谜"一样的存在。

小 E 的表现像极了许多慢性疾病的病情经过，而小仙女和医生们也总是在小 E 划定的"疾病发展－干预治疗－病情缓解－复发－再干预"这个怪圈中不断轮回。

这样的疾病过程是不是有点眼熟，像不像高血压、糖尿病这些慢些疾病的轮回？"高了－调整用药－降下来了－维持用药－又升高了－再调整用药"，如此反复。

因此，2008 年，小 E 正式被美国生殖医学学会列入"慢性病"范畴，并提出对于小 E，需要制定长期的管理计划。2018 年，我国也正式发布了《子宫内膜异位症长期管理中国专家共识》，强调、重视、推广和规范"内异症"长期管理策略。

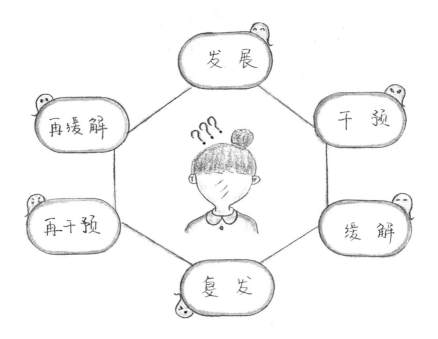

对小 E 进行长期管理的目标主要在于以下几点。

　√　减轻和消除疼痛。

　√　促进和保护生育能力。

　√　降低和减少复发。

　√　警惕和早期发现恶变。

　√　提高生命质量。

OK，通过前面一本正经的啰哩啰嗦，小仙女已然了解了为什么要费劲巴拉地对小 E 进行管理，而且还要打持久战——长期管理。那么，更重要的问题来了，怎么管理？怎样才能管好小E这个小妖精，让她不要惹事生非、为非作歹？

简单地说，就是综合管理。

哈哈，是不是太言简意赅了？

那就稍微再展开一点点来说，综合管理有最重要的两个方面——药物管理、自我管理。

"OMG，药物管理？俺不会！"

没关系，这个难题不需要小仙女们来烦恼，请甩锅给医生！

"吃不吃药？吃什么药？吃多久？吃的时候会有哪些不舒服？吃的时候要注意哪些事项？"这些都不是事儿，医生会用专业知识为您量体裁衣，小仙女们遵医嘱就好。小仙女们，可以简单复习一下前面小E药物治疗的部分，以利于和医生沟通呀。

"自我管理，我喜欢我喜欢，听起来好自律的样子！"

我们知道，小仙女们很多的不良生活习惯、紧张焦虑的情绪都是小E发生、发展的助燃剂。只要小仙女们可以对自己的生活进行科学管理，那么，彻底和小E拜拜，或者快乐地和小E和平共处，还是指日可待的。

下面，我们就进入正题，本章要讨论的唯一问题，就是自我管理。我们要让那些正在和小E战斗、害怕小E死灰复燃、担心小E恶变成魔的小仙女们从自身做起，从生活点滴做起，激发人体小宇宙的最大能量，管理自我，抗击小 E！

哈哈，先打个预防针，我们的自我管理真的真的很细致哦，不仅渗透到小仙女们的"衣食住行"，还涉及日常生活中的点点滴滴哦。

来，一起打开这本"内异症小仙女自我修炼手册"！

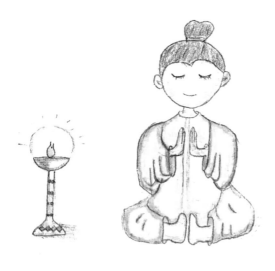

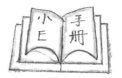

1 作息篇

"作息"一词，出自汉代《论衡·偶会》："作与日相应，息与夜相得也。"

"作息"的意思就是起居、劳作与歇息，讲究的是工作、劳动与休息的一种平衡。

工作、劳动属阳，休息属阴，任何一方过强，都会导致人体整体状态的失衡，导致疾病的发生。

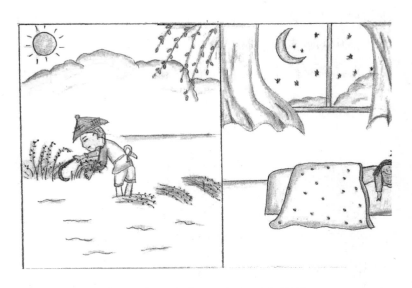

作息，重在"顺天因时"，重在要有规律。

"顺天应时"是指人们一日的活动应与自然界中昼夜阴阳消长的规律相吻合。那么，谁来掌控作息的规律性呢？其实就是我们的"生物钟"。

生物钟是调节人体生活作息的时钟，存在于大脑的内部。生物钟调节着人体至关重要的功能，例如行为、激素水平、睡眠、体温和新陈代谢……有关于生物钟的研究，还荣获了 2017 年诺贝尔生理学奖或医学奖。研究结果提示我们：当我们的生活方式总和我们身体内部的

"生物钟"作对时，患上各类疾病的风险就可能会增加。

工作节奏飞快的今天，小仙女们如何在作与息之间寻找平衡，在恰当的时间劳作或者休息？如何拥有一个健康的"生物钟"呢？

一起来认识一下我们身体的"十二时辰"，跟着时辰的脚步，"该吃饭的时候吃饭，该休息的时候休息，该工作的时候工作，该运动的时候运动。"

▍身体的"十二时辰"

"啥叫时辰？一天不是有 24 个小时吗？十二时辰是个什么东东？"

时辰是我们古代的计时单位，古人把一个昼夜划分为 12 个时段，每个时段叫作 1 个时辰，每个时辰相当于现在的两小时。每个时辰的名称，是根据十二生肖中动物的出没时间来命名的，包括：子、丑、寅、卯、辰、巳、午、未、申、酉、戌、亥。

十二时辰自西周就开始使用，对应到现代的时间，分别为：

【子时】夜半，又名子夜、中夜：23 时至 1 时。

【丑时】鸡鸣，又名荒鸡：1 时至 3 时。

【寅时】平旦，又称黎明、早晨、日旦等：3 时至 5 时。

【卯时】日出，又名日始、破晓、旭日等：5时至7时。

【辰时】食时，又名早食等：7时至9时。

【巳时】隅中，又名日禺等：9时至11时。

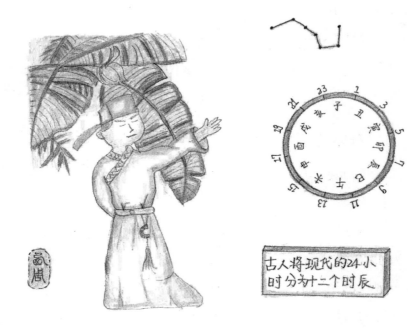

古人将现代的24小时分为十二个时辰

【午时】日中，又名日正、中午等：11时至13时。

【未时】日昳，又名日跌、日央等：13时至15时。

【申时】晡时，又名日铺、夕食等：15时至17时。

【酉时】日入，又名日落、日沉、傍晚：17时至19时。

【戌时】黄昏，又名日夕、日暮、日晚等：19时至21时。

【亥时】人定，又名定昏等：21时至23时。

同时呢，古人又惊奇地发现，每日的十二时辰还对应人体的十二条经脉，每个时辰都有一条经脉值班，而且这十二条经脉的气血是首尾衔接的循环流注，各条经络气血的盛衰开合都有时间的节奏，也就是中医所说的"子午流注"。

人体的十二条经脉，各有各的作用，不同经脉值班，就对应不同的生理功能。这就解释了为啥早上起来会想吃饭；中午吃完饭了总是有点犯困；晚上超过 11 点再想睡着就很困难了；等等。

顺应这种经脉气血流注，按照十二时辰安排作息，这就是中医"子午流注十二时辰养生法"。

那么，我们的十二经络对应十二时辰的"值班表"是啥样的呢？

我们从十二时辰的第一个时辰——子时开始唠起。

（1）子时：23 时至 1 时，足少阳胆经当令

胆经是由头部绕行身体侧面，并到达脚尖的一条经脉，循行的部位非常长。胆经具体的工作内容是啥？来，"肝胆相照"了解一下。胆经对于肝经有重要的辅助作用，"肝之余气，泄于明胆，聚而成精"。

胆经的主业是进行胆汁的新陈代谢，但这种代谢，必须要在入眠的情况下完成。也就是说，子时必须睡着，胆经才能开始工作。"子时睡得足，黑眼圈不露"，这就是为啥小仙女们的美容觉，应该在子时前入睡，子时最

好是熟睡的状态。

古语说"胆有多清，脑有多清"，子时前入睡，晨醒后头脑清晰。躺着刷手机，胆经同志可是没有办法接班的。胆经循行的穴位如果无法得到气血的濡润，胆汁得不到清理，即使睡着、睡足了，第二天起床后的脑袋也是糊里糊涂的。

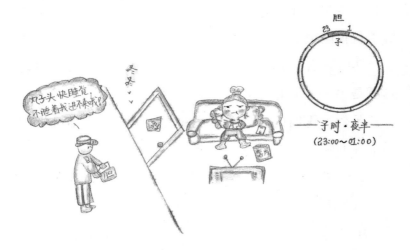

而且，一旦过了23点，体内的阳气就慢慢开始生发，还没有入睡的你，在活泼好动的阳气的作用下，只会越来越清醒，睡意全无。

《黄帝内经》里有一句话叫作"凡十一藏皆取于胆"。胆气生发起来，全身气血才能随之而起。长时间不能在子时入睡者，往往会有黑眼圈、脸色晦暗、皮肤粗糙、疲劳困倦、头晕目眩、胆结石的情况。而且，胆经经过的是侧头部，好多常年偏多痛的患者，都有晚睡的习惯。

所以，想要拥有好气色，别大把地往美容院撒银子了，早点睡比啥都强。

"我也想早睡，可实在睡不着怎么办？"

睡前不要刷手机！

睡前不要刷手机！

睡前不要刷手机！

可以选择听一些轻柔的音乐，阅读一些自己不感兴趣的书籍，比如专业类书籍。（不建议读自己喜欢看的书；不建议读小说，尤其是情节跌宕起伏、通俗易读的长篇小说。原因嘛，欲罢不能晓得不？除非应付考试，小仙女们熬夜追小说、追剧的时候一定多于读专业书的时候吧？哈哈哈……）

原来都是凌晨才入睡的小仙女，一下子要 10 点睡觉的确是有点不习惯。不过罗马不是一天可以到达的，习惯嘛，是可以改变的。一天比一天早半小时上床，慢慢的 10 点睡觉也可以变成习惯，是不是？养成一个习惯，大概需要 3 个月的时间，坚持一下是会成功的。

（2）丑时：1 时至 3 时，足厥阴肝经当令

胆经作为肝经的小马仔，出来打个先锋，提醒该睡的都赶紧睡了吧。等到肝经大兄弟值班，身体都已经进入了熟睡状态，肝经大显身手的时刻就到了！

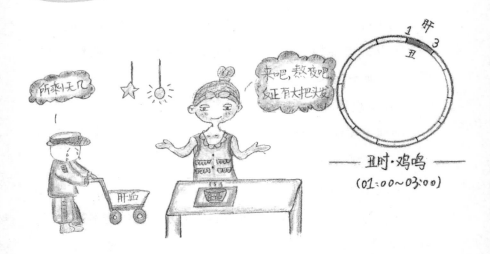

　　肝经循行的路线也是比较长的，从大脚趾出发，顺着足、小腿、大腿的内侧向上，路过阴部、小腹、胸胁到达咽部、眼睛、额头、头顶。肝经将血运送给肝，肝脏就开始进行新陈代谢和自我修复。

　　肝对小仙女有多重要？绝对是位列前三！

　　"肝主藏血、主疏泄"，女性经、带、胎、产都和气血密切相关，而且肝经掌控的地盘不仅包括小仙女们的"里子"——阴部和乳房，也包括小仙女们的"面子"——面部。

　　肝如果闹闹小脾气，肝气郁结，气血疏泄失常，会导致月经不调、闭经、异常子宫出血、痛经、流产、产后缺乳等一系列的妇科疾病，最重要的，还会长斑！

　　《黄帝内经》云："人卧血归于肝，肝受血而能视，足受血而能步，掌受血而能握，指受血而能摄。"讲的是充足的睡眠才能使血液供养全身脏器、四肢，使其灵活有力，正气充足。

丑时还未入睡的小仙女，特别容易情绪烦躁，脸色晦暗长斑，月经后错、量少、经血有块、不容易怀孕等妇科疾病也特别容易找上门。

而且，肝经可是个不好伺候的小主，必须要小心地服侍着，否则肝出问题了，可是事关面子和里子的大问题！

"以内养外、补血养颜"，可不能一边吃着最贵的补品、做着最贵的美容，一边又熬着最长的夜呀！

小贴士

对于熬夜，中西方医学可谓是不谋而合。西方医学也认为熬夜是一种慢性应激，干扰人体免疫过程，改变免疫细胞、免疫因子的产生及功能。睡觉的 Deadline 都很默契的划定到 23 点。

千万不要被影视作品中西方小伙伴们黑白颠倒、夜里精力无限、白天昏睡到下午的作息习惯洗了脑。没办法，哪里的青春不是用来挥霍的？但是请相信，年轻时肆无忌惮所埋下的种子，总有一天会发芽、生长并结出苦果。

"出来混，迟早是要还的！"

（3）寅时：3 时至 5 时，手太阴肺经当令

肺经值班的时间是 3 点到 5 点，这个时间点，人体一般是处于深睡眠的时候。肺主肃降，所以一般 23 点睡不着但又越来越精神的同志，这个时间段也会扛不住，往往好想睡觉。很多习惯熬夜的小仙女，这个时候一般也都入睡了。

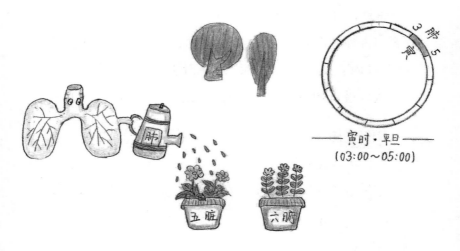

"肺朝百脉"，肝经、胆经在子时、丑时已经加工、净化好的新鲜气血，通过肺，像园丁的洒水壶一样，喷洒到身体的各个部位，使之得以濡润，也为唤醒各个脏腑开始新一天的工作做好准备。

这个时间，肺气虚弱或者肺热的人，肺气不能很好的肃降，往往会因为咳嗽或者呼吸困难醒来。如果是孕妇，肺气虚则容易出现孕期咳嗽、小便不通的情况。

（4）卯时：5 时至 7 时，手阳明大肠经当令

肺和大肠也是天生的一对。肺经值班的时候给五脏六腑都浇了水，待工中的大肠经得到肺经的濡润，满血复活，到了自己值班的时候，就开始吸收营养、排出渣滓。

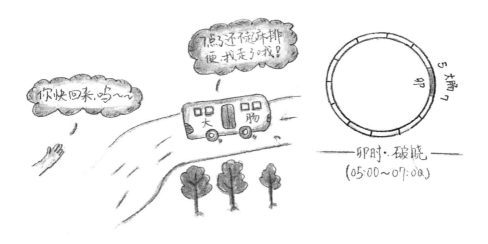

所以，每天早上被便意而不是闹钟唤醒，配合一杯温盐水，痛痛快快地排个便便，不用坐在马桶上当思想家，那简直就是最快意的人生！

排好便便，一身轻松！

但是，如果小仙女们睡得太晚，大肠没充好电，根本没有力气干活，便便从何而来呢？或者因为睡懒觉，错过了便便的吉时，大肠经都已经下班了，那么即使喝再多的淡盐水、蜂蜜水都可能拯救不了已经误了班车的

便便了。

另外，肺和大肠相表里，肺作为大肠的好基友，对于便便这件事其实也是起到很重要作用的。肺气降，可以帮助大肠将便便推出去，所以，很多咳嗽、鼻炎的人也会同时有便秘的症状。

所以，按时睡觉、按时起床多么重要！

（5）辰时：7时至9时，足阳明胃经当令

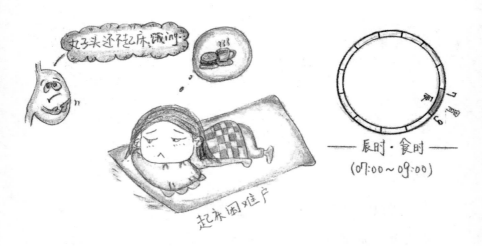

排出便便，一身轻松，然后，就觉得饿了呗。为啥呢？因为胃经上班了。胃经就是个小吃货，正眼巴巴地等着食物的到来。

所以，这个时间最适合做的事情就是吃饭！"辰时吃早餐，营养身体安"。早餐一定要吃好、吃饱，大胃王饿了一夜，需要小仙女们赶紧用早饭把胃填饱。同时，胆也会配合胃的消化工作，派出胆汁加入这场食物分解大战。胃和胆汁的辛苦劳作，是身体将食物转化为能量的关键步骤，只有充足的能量，才能让小仙女们开始新的一天。

如果小仙女们不好好吃早饭，甚至不吃早饭，"巧妇难为无米之炊"呀，没有食物降临，胃纵然有千般武艺也是枉然，就连胆汁也没有了用武之地，只能憋在胆囊里慢慢修炼，最终炼成胆囊结石，刷上一波存在感。

当然，也不能走另一个极端，一大早就山珍海味、大鱼大肉的走起。早饭，宜温热，宜清淡，宜荤素搭配，要容易消化。毕竟饿了一晚上的胃，也要慢慢恢复活力来开始劳动，一早就是硬菜，大胃王也表示搞不动呀！

（6）巳时：9 时至 11 时，足太阴脾经当令

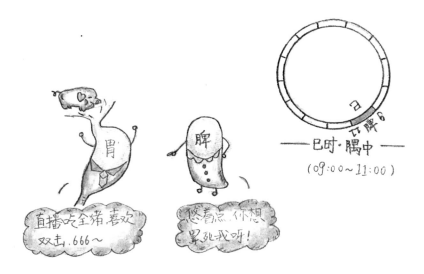

脾和胃也是相表里的关系，但是相比其他的表里CP，这对CP的关系更加紧密，更像一对神仙眷侣，如影相随，相辅相成。一个出了问题，另一个也很难独活。

"脾为后天之本，为气血生化之源，主运化，主升清，主统血。"这地位，绝对的后宫之主。

脾的主要工作，就是把大胃王欧巴消化食物所获的营养进行升华，转化为身体所需要的"精微物质"——也就是能量，同时还要负责把这些水谷精微分发到身体各个器官，帮助它们顺利开工。脾所制造的这些水谷精微，也是血液生成的物质基础，所以脾为气血生化之源，可不是开玩笑滴。同时，脾还要运化水湿，通过调节机体对水液的吸收和输送来调节体内水液的代谢，将多余的水分排出体外。

所以，作为大胃王欧巴的贤内助，脾真的是很忙，真的是操碎了心。如果胃太贪吃，吃了过多的食物，纵使脾不眠不休也干不完，最终也只能罢工，随它去了。专业点的说法叫作"胃强脾弱"，这就是很多小仙女虽然吃得特别多，但是气色却并不好的原因了。

如果脾的功能不好，身体就没有足够的气血，那小仙女们就会一直处于待机的状态，各种困，各种疲劳，各种迷迷糊糊，各种不想动，只想一直陪着床和被子这两个好朋友。所以，有的时候，懒可能并不是生活态度问题，是脾虚呀，是病呀，要治哈！

（7）午时：11 时至 13 时，手太阴心经当令

吃完午饭，脾经完成任务后，心经开始上班了。心经的作用，就是为心脏补充血液，让心脏这个水泵更好地工作，推动全身血液的运行。

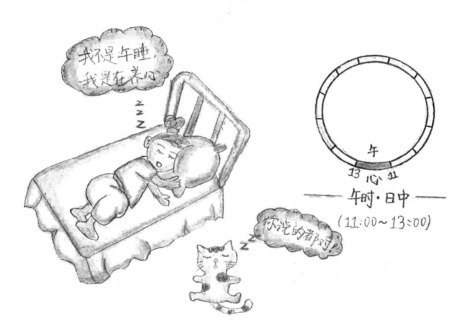

心经是个喜欢安静干活的主儿，所以，心经工作的时候，最好是休息一下，要静心。"午时一小憩，安神养精气"。大家都睡了，心经就安安静静的全力给心脏供血，让心脏好好的充个电，以防当机。所以，吃过午饭之后小眯一会儿，不仅是为了消食，最重要的是为了要

养心。

好多小仙女喜欢趁着午休的时间去健身，这是比较不可取的。因为健身的时候难免会出汗、心跳加速，而"汗为心之液"，这个时间出汗太多、或者逼迫应该在安静充电的心脏一个劲儿干活供血，长此以往，真的很"伤心"。总是不能有效充电到满格的心脏，万一哪天真的充不了电了，咱也就跟这个花花世界说拜拜了。

（8）未时：13时至15时，手太阳小肠经当令

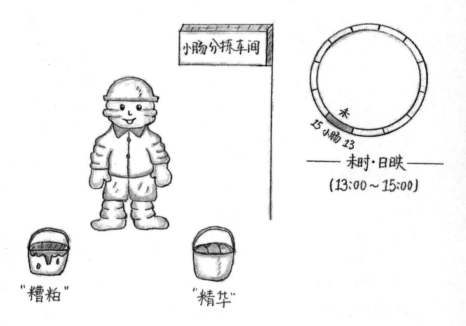

未时·日昳
（13:00～15:00）

"糟粕"　　　　　"精华"

心经给心脏充完电，心经的表兄弟小肠经就来接班了。中午吃进去的午饭，喝进去的汤汤水水，还是得有

人来处理一下的。

　　小肠和大肠，虽然都叫肠，但工种可是不一样的。小肠的工作可比大肠要复杂得多。小肠是个专业的分拣工，需要对肠胃里的营养和糟粕进行分类。分拣、筛选出来的营养物质送给脾，由脾再来加工、运送至全身。剩下的糟粕，还要再分为水液和渣滓，分别交给膀胱和大肠，由他俩负责排出体外。这个时间可以多喝水、喝茶，帮助我们的小肠工作。

　　所以，我们尽量要在 13 点之前吃午饭，不然小肠上班，发现没啥可干，多么空虚，多么寂寞。

　　（9）申时：15 时至 17 时，足太阳膀胱经当令

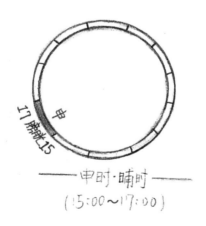

到点了，膀胱经要上班了。

《内经》中提到，"膀胱者，州都之官，津液藏焉"。

中医认为的膀胱可不仅仅只是个贮存尿液的器官，它还可以和肾密切配合，通过肾的气化作用，指挥膀胱开合适度，维持贮尿和排尿的协调平衡，让我们既能适当憋住尿，又可以痛快地排出尿。

"申时津液足，养阴身体舒"，所以，这个时间段也可以多喝水。

另外，膀胱经可是我们人体最大的一个经络，循行路线从脚趾开始，到后背和后脑勺，然后到眼睛。膀胱经在后背的穴位非常多，是我们抵御外邪、预防感冒非常重要的一条经脉。

（10）酉时：17时至19时，足少阴肾经当令

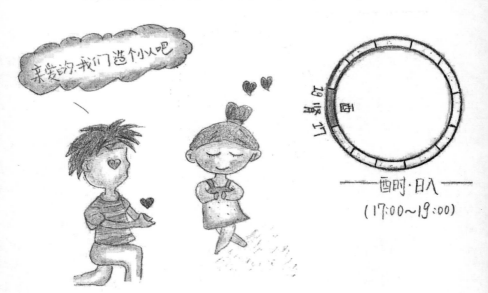

酉时·日入
(17:00~19:00)

17 点，肾经驾到！肾为先天之本，先天之精来源于父母。所以，人家妥妥的是位"天子"。我们没办法决定爹妈能给咱多少肾精，但咱可以学会保护肾精。

"肾藏精，主生殖"，肾好，他好我也好。这里的生殖，并不是狭隘的只有同房那点事儿，还包括生宝宝、来月经等一系列周边产品。所以，小仙女初潮来得晚，月经来得不规律，月经量少，要不上宝宝，容易流产，甚至长子宫肌瘤、得内异症这些问题，可能都和肾虚有关。

这个时间段，经过膀胱和小肠的辛勤工作，肾也进入贮藏精华的阶段。和心经一样，此时也不适合进行太强烈的运动，也不宜大量饮水。

但是，如果要同房，这个时间倒是个比较好的时机，据说可以增加怀宝宝的命中率。毕竟，"天子上朝"的时间虔诚地"递个折子"，说不定精气充溢的"肾"朱笔一挥："求子这事儿，朕准了"，那娃娃不就来了吗？

（11）戌时：19 时至 21 时，手厥阴心包经当令

"心包为心之外膜，附有脉络，气血通行之道。邪不能容，容之心伤。"

心脏这么重要的大佬，必须要护它十二万分的周全。心包经就是我们心脏的保镖，也是气血运行的通道。心包经的主要任务，就是对输送到心脏的气血进行安检，

万万不能让邪气蒙混过关，进入心脏重地。

这个时间段，也是人体阴气比较重的时候，不建议做剧烈活动。心包经正在如火如荼地忙碌着，咱也就别添乱了。保持心情舒畅，看看书，散散步，做做SPA，听听音乐都是极好的。如果正在辅导娃娃的作业，那就佛系点吧，切勿动怒，毕竟娃是自己生的，心也是长在自己身上的对不对？

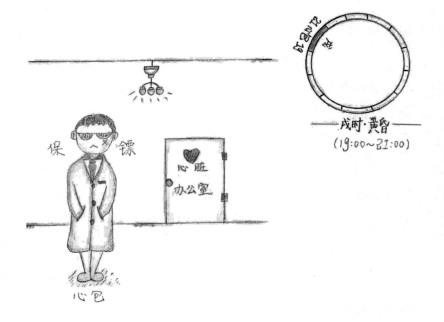

成时·黄昏
(19:00~21:00)

（12）亥时：21 时至 23 时，手少阳三焦经当令

夜深了，三焦经上班了。三焦是个啥？

三焦不是焦圈儿，是正儿八百的"六腑"之一，而

且是六腑中最大的腑，具有主持诸气，疏通水道的作用。

　　三焦能通百脉，厉害了是不是？三焦经出来循行的时候，麻利点儿赶紧睡觉，最好能睡得熟熟的，各个脏腑都可以静下来，等待三焦经的检阅。百脉可得到最好的休养生息，对身体、对美容十分有益。

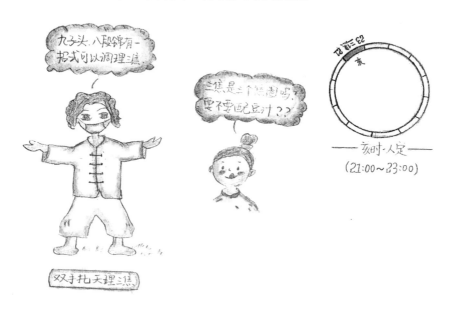

　　所以，想要美，想要健康，21 点到 23 点上床！

　　不要误解，上床指的是在床上躺下，然后静静的，慢慢的进入梦乡……

　　睡着以后呢？接下来再会发生什么？请从第一条：子时再次开始阅读，身体的轮回已经开始。

　　好啦，身体的"十二时辰"已然唠完，第一次看可能会有点蒙圈，没关系，实践出真知，根据我们的"十二时辰"对号入座，把我们的日常作息调节起来吧！

一日之间

日子，需要一天一天过。一日之间的作与息也是有规律的。

《素问·生气通天论》中记载："故阳气者，一日而主外。平旦人气生，日中而阳气隆，日西而阳气已虚，气门乃闭。是故暮而收拒，无扰筋骨，无见雾露。"

白天自然界阳气充足，人体的阳气也开始工作啦！此时劳作，思维敏捷，有助于提高效率。同时人体借助自然界之阳气，也可以进一步补充身体阳气。如果你常常这个时候在床上呼呼大睡，那你的阳气久久得不到锻炼和补充的机会，用进废退，慢慢就虚弱了。

日暮黄昏后自然界阳气渐弱，人体阳气也随之收敛，机体也开始进入休息、休整的阶段。此时不宜过多进行室外活动、剧烈运动，宜休息。所以，"夜跑"这件事情，真的是"不合时宜"的，小仙女们就不要尝试了。

简单来说，就是该起床的时候就麻利地起床，该吃饭时就好好吃饭，该劳动时就努力工作，该休息时就踏实睡觉。

该干啥就干啥，千万别拧巴。

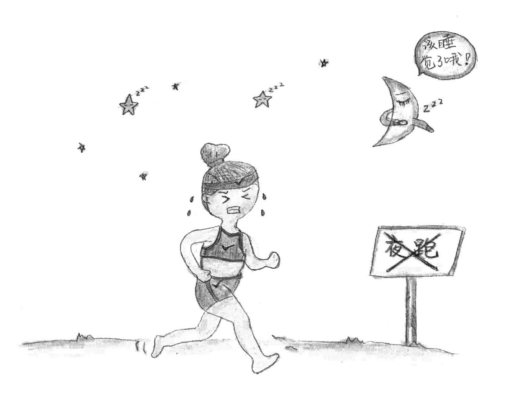

▍一年之间

"一天宛如一年，一年宛如一天。"

从阴阳循环的角度看，一天是阴阳循环一小圈，一年则是阴阳循环一大圈，一年也有阴阳盛衰的规律，圣人春夏养阳，秋冬养阴，以从其根。

那如何根据季节调整作息呢？

《黄帝内经》记载："春三月，此谓发陈。天地俱生，万物以荣。夜卧早起，广步于庭，被发缓形，以使志生……夏三月，此谓蕃秀。天地气交，万物华实，夜卧早起，无厌于日……秋三月，此谓容平。天气以急，地气以明，早卧早起，与鸡俱兴……冬三月，此为闭藏。水冰地坼，勿扰乎阳，早卧晚起，必待日光。"

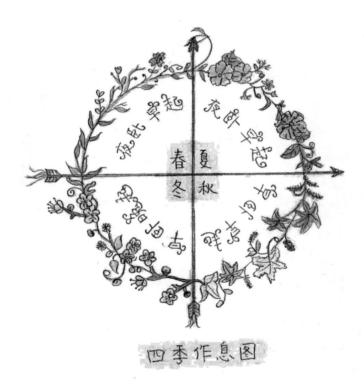

四季作息图

　　在春三月、夏三月中都提到了"早起"，春夏天地阳气正盛，万物欣欣向荣，应早起劳作使自身阳气得以疏展、激发，是春夏养阳之道。而在秋三月和冬三月则强调早卧，甚至在冬三月提出了晚起，必待日光，则是要保证充足的睡眠，使阴血封藏、蓄积。

说了这么多，其实都是讲顺应自然界阴阳变化而调整作息，不可过劳、过逸。

规律作息是人体之根本，是一个养正、护正的过程，是对抗小 E 的资本，"逆其根则伐其本，坏其真矣"，作息紊乱则是从根本上失掉了抗病能力。

2 穿衣篇

"人靠衣裳马靠鞍"，穿衣可是小仙女们日常生活的重中之重。

"WHAT？穿衣服还和小 E 有关？快快，告诉我，穿啥衣服能治小 E ！！"

哈哈，穿衣服是个说简单也简单，说有门道又的确是有大学问的事情。Fashion？风度？温度？

作为一名都市丽人或者青山绿水的美女主人，如何穿得既好看又健康，还能助力"对抗小 E"？且看中医的"衣养"智慧。

▎因时穿衣

所谓"因时穿衣"其实就是根据不同的季节、不同的气候特点穿衣。古人对四季的认识，可以概括为八个字："春生""夏长""秋收""冬藏"。别看只有八个字，但却完美地对每个季节的气候特点、农作物生长以及人体应天时的养生要诀进行了总结，真真的体现了一种大智慧。

①春秋篇

提到春天和秋天，似乎是两个温度差不多的季节，那么春秋季节穿衣，有啥注意的呢？

针对这个问题，古代先贤早已做过解答，"春捂秋冻"走一波。

"春捂"是说冬春季节交接的时候，虽然气温开始由寒转暖，但是也不宜过早脱掉棉衣。

春天，从冬天到夏天的过渡时节，冬季万物封藏，春风吹起，万物开始复苏，大自然处处可见嫩绿抽芽的花草树木，欣欣向荣的生命活力扑面而来，也就是"春生"。"阳气初生而未盛，阴气始减而未衰"是春季的特点。

也就是说，在春天，人体肌表虽对应气候转暖而开始疏泄，但其抗寒能力相对较差，为防春寒、气温骤降，此时必须注意保暖御寒，有如保护初生的幼芽，使阳气不致受到伤害，逐渐得以强盛。

所以如果春天忙于减衣，穿单薄了，遇到天气变化或倒春寒就容易受凉，这就是"春捂"的道理。

　　"秋冻"是说秋冬季节交接的时候，天气转凉，但是也不要过早添加过多的衣物。

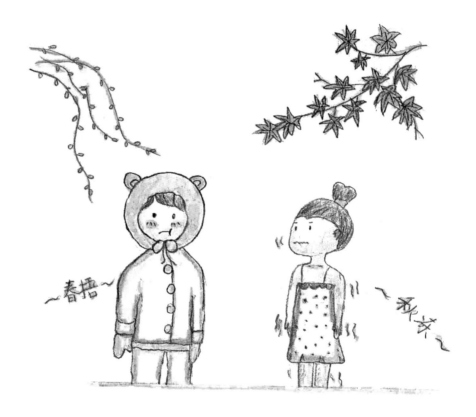

　　秋天，是气候由热转寒的时节，也是收获的季节。大自然被一片金黄覆盖，万物都开始进入收敛的阶段，为度过接下来的寒冬而储存能量。而此时，人体肌表亦处于疏泄与致密交替之际。"阴气初生而未盛，阳气始减而未衰"是这个季节的特点。

也就是说，秋天时气温开始逐渐降低，人体阳气亦开始收敛，为冬时藏精创造条件。但如果一下子添衣过多，反而会因为出汗过多而妨碍阳气的收敛。此时若能适当地接受一些冷空气的刺激，不但有利于肌表之致密和阳气的潜藏，人体的应激能力和耐寒能力也有所增强。

所以，秋天宜"冻"。

当然，"春捂秋冻"的原则也不能生搬硬套。中医讲究度，太过、不及都不是好事。

"春捂"是适当地捂，"秋冻"也不是冻死人。体质虚寒易感冒的人，就不要"秋冻"了哦！

小贴士

"春捂秋冻"还要做到"三暖两凉"

"三暖"：是指"背暖、腹暖、脚暖"。

"两凉"：是指"头凉、心胸凉"。

背属阳，为心肺所居之地，"背暖"可以帮助小仙女们保护阳气。阳气盛，邪气难以入侵机体，可以有效减少感冒、咳嗽的发生。

腹部为胞宫、胃肠所处之处，"腹暖"就不容易腹泻和痛经，也可以帮助小仙女们避免"宫寒"，不让小 E 有可乘之机。

脚上神经丰富，穴位众多，"脚暖"则全身都会暖和，少生疾病。

"头凉"和"心胸凉"是说这两个地方不能捂得太多、太臃肿，否则容易导致心烦头晕，头脑不清醒，甚至胸闷不舒的感觉。

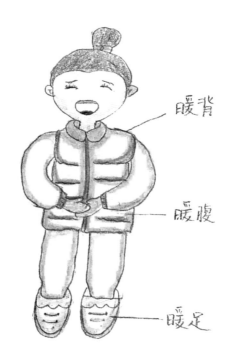

②夏冬篇

春夏秋冬，四季更迭。

夏天冬天，一热一冷，作为一年四季里温度最极端的两个季节，恰恰也是小仙女们最应该注意"衣养"的季节。

夏日炎炎，气温很高，很多小仙女为免酷暑所扰，喜欢衣着清凉，怎么凉快怎么穿。什么吊带衫、低腰超短裤、露脐装齐上阵，然后再舒舒服服地待在空调房里。

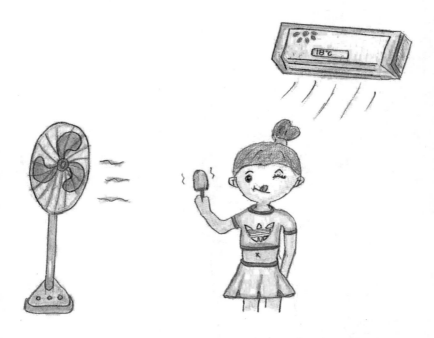

但是，衣着贪凉一时爽，一直贪凉小 E 爽。

脐下小腹是女子胞宫所居之处，穿着露脐装、低腰超短裤，使腰腹部裸露，加之室内空调过冷，使胞宫受寒，会加重"宫寒"，助长小 E 的嚣张气焰。所以即使天气炎热，小仙女们也尽量不要选择露脐装、低腰超短裤之类裸露腰腹部的服饰。

　　此外，夏季在室外和空调房中，也要注意衣物的调节。现在好多小仙女们工作的写字楼、上下班乘坐的地铁，即使在夏天，室温也不超过 20℃，远远低于户外温度。所以，建议小仙女们常备一件外套，进入空调环境中时，随时搭在身上或膝盖上，才是夏天正确的穿衣选择。

　　说完了夏天，再来说说这恼人的冬天吧。

　　冬天，是阳气内敛、万物闭藏的季节。很多体寒的小仙女，到了冬季，痛经、月经后错发生的频率远远高于其他季节。

　　此时穿衣应当"去寒就温，无泄皮肤，使气亟夺"。也就是说，冬天要选择温暖、厚实的衣物才能包裹住阳气，才能对抗这个寒冷的季节。

　　很多小仙女们穿衣有一个误区，那就是上身穿得多，下身穿得少。上衣从保暖内衣到毛衣、羽绒棉服，一件不落，而裤子往往只有一条保暖裤加一条外裤，有的小仙女甚至只穿一条打底裤或者牛仔裤、九分裤！更别说脚了，不少小仙女为了洋气，大冬天竟然还穿着露脚背、露脚跟的船鞋！

　　小主们，这种穿法可是万万使不得呀！对于女性保养非常重要的一些穴位，比如太阴、三阴交、血海、足三里等都在下肢。俗话说"寒从足下生"，下肢暖，气血才能流通。

"气血通，痛不生"，小 E 自然也就没有办法作威作福。所以，下身穿得多一点，没毛病！

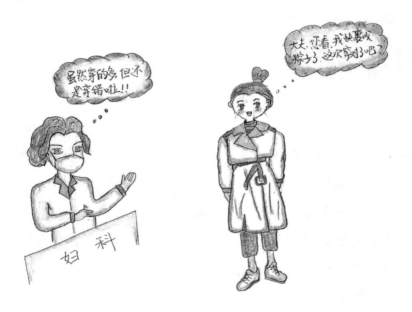

但是，穿得暖也应该有度，不宜过热。《摄生要义·四时》云："冬月天地闭，血气藏，伏阳在内，心膈多热，切忌发汗以泄阳气。"

如果保暖过度，使身体出汗过多，汗出伤阳损阴，反而适得其反。

▍因地穿衣

中国地大物博，不同地域的生存环境和气候特点也各不相同，那么，穿衣自然也应因地制宜。

　　我国东南地区气候湿热，《丹溪心法》中称："东南之人，多是湿土生痰。"生活在这种环境中，容易出现身倦、乏力等症状，中医称此为湿邪。湿浊也是导致小 E 发生发展的一个重要的致病因素。所以，生活在这一区域的小仙女们，穿衣应选择通风透气且吸湿力强的衣服。同时，服饰要轻薄、宽松，贴身衣物务必要经常洗晒，且要勤换。

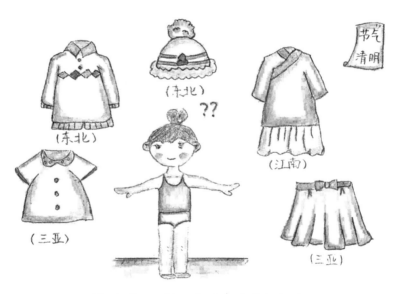

要根据地域气候特点选择衣物哦

　　东北地区纬度高，冬季长，为寒冷地域。《素问·阴阳应象大论》曰："寒生水，水生咸，咸生肾，肾生骨髓，髓生肝，肾主耳。其在天为寒，在地为水，在体为骨……寒伤血。"外感寒邪，寒客胞宫，影响胞宫冲任气血，也会导致小E的发生、发展。而且，东北地区内异症、痛经的发病率较高，也和寒冷的气候有很大关系。因此，生活在东北地区的小仙女们，一定要注意保暖，尤其要做好腹部、腰部、背部、脚部等处的保暖措施。像美丽冻人、裸露脚踝的现象是绝对不可取的。

西北地区远离海洋，气候干燥少雨，沙漠遍布，植物稀疏，为燥寒地域。干燥、温差大、风沙大是西北地区最主要的自然特点。《丹溪心法》曰："西北二方，极寒肃杀之地，故外感甚多"。因此，生活在这一区域的小仙女，穿衣时一定要注意早晚衣物的合理增减，还要注意防风，以防风邪内侵，引发疾病。

▎因人穿衣

中医的魅力在于辨证论治、因人制宜。养生调护、穿衣饮食亦是如此。内异症患者中，体寒的小仙女不在少数。如果小仙女们平时有手脚凉，受凉后容易腹泻，腰背膝盖怕冷等情况的话，那么可能就是阳虚的体质。

对于体寒的小仙女，除了饮食上忌寒凉以外，平日穿衣也需注意。不要怕臃肿不美观，允许自己比别人多穿一点。平日注意腰、腹、背部的保暖，这几处地方穿衣宁多勿少，比如长马甲、背心就是比较好的选择。此外，对于手脚的保暖也应引起重视，冬季包里常备手套，足部穿保暖一点的鞋子。

如今时尚界都推崇穿七分裤，大冬天的还要露出一截小脚踝，美则美矣，但脚踝外露，寒从脚起，万万是不可取的。

脚踝处有很多重要的保养穴位，比如三阴交。

三阴交又名"女三里穴"，是肝、脾、肾三经的交汇处，对小仙女们的月经、生育甚至美容都关系重大，可谓是"女性健康守护神"！三阴交是治疗妇科病的万灵丹，几乎所有的妇科疾病，刺激三阴交都有不错的疗效，是妇科病的常用穴位。

小仙女们可以经常采用按揉的方式刺激三阴交穴，能起到很好的调节卵巢功能、调理月经、祛斑祛皱的作用哦！

这么好的穴位，怎么能让它在寒风中瑟瑟发抖呢？

重要的事情说三遍：不能露脚踝、不能露脚踝、不能露脚踝。

另外，还有一部分小仙女体质比较弱，早起易打喷嚏流鼻涕，换季或者天气变化的时候也比别人容易感冒。这部分小仙女，其实就是不耐受环境变化的敏感体质。

对于这类小仙女，建议在床旁放一件外套，起床离开温暖的被窝前赶紧披上。换季的时候、室内外温差大的时候，也要随时注意衣物的增减。

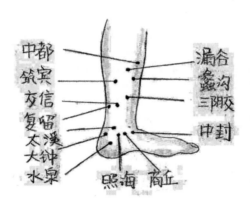

"养树护根，养人护脚"，足踝穴位众多哦！

小结：

管理小 E 的穿衣养生法宝需因时、因地、因人制宜，根据生活环境、自身体质来穿衣，以体感舒适和不热为原则，同时，保证腰、膝、背、脚不外露！

把握这个基本原则，小仙女们就随便 fashion、任意美吧，你就是这条街上最靓、最健康的妞儿！

③ 饮食篇

俗话说"民以食为天"，在今时今日，吃饭，早已经超越了饱腹的目的。但吃什么，怎么吃，仍然是门学问。

对待食物，经常听到的是这个食品里含有哪些成分，比如维生素、蛋白质、脂肪等，这是从现代营养学的角度来说的，着重的是单一成分对身体单一功能的影响。但是，营养成分能完全解释食物对人体的作用吗？

打个比方，梨和桃子，从营养成分来看，都是水、糖和维生素，只是含量略有不同，但是有的小仙女吃梨就会拉肚子，而吃桃子就不会，为什么呢？

我们看看中医是怎么认识食物的。

古代药食不分，很大一部分中药其实来源于日常的食物，用四个字概括，就是"药食同源"。

许多食物即药物，它们之间并无绝对的分界线，古代医学家将中药的"四性""五味"理论运用到食物之中，认为每种食物也具有"四性""五味"，食用后均可作用于相关脏腑，产生一定保健、治疗作用。

那小 E 与吃有关吗？当然啦，所谓"病从口入"。

饮食的偏颇，短期会引发口疮、腹泻等各种临床症状，长期会引起体寒、体热、血瘀等体质的改变。

而这种体质的变化对于小 E 的发生、发展而言，可能是助力，也可能是阻力。

因此，我们在饮食上的科学控制，对于小 E 的管理也是十分重要的。

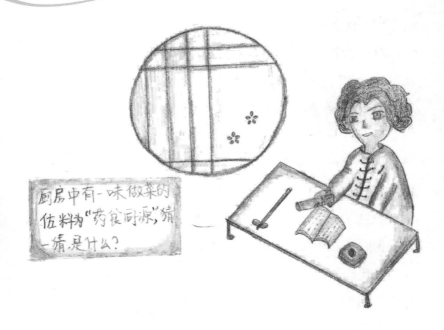

答案：生姜

其实，现在大家对"吃"这件事还是蛮重视的，尤其是对于各类补品，往往有一种莫名的偏爱。经常会有小仙女问："大夫，我平时吃东西要注意啥？适合多吃哪类食物？要不要吃点补品？"

那么，小仙女们，你了解那些你经常吃的食物的"脾气"吗？你日常最爱吃的那些食物到底是能"致病"还是能"治病"呢？

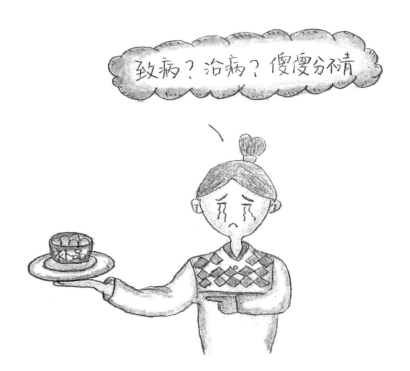

▌食物的四性五味

和药物一样，平时吃的食物其实也有寒、热之分。每种食物都有自己的"四性""五味"。"四性"又称为四气，即寒、热、温、凉。

其实对于这点，小仙女们都多少有一点认识，比如知道绿豆是偏寒的，榴莲是热性的。既然食物的偏性是客观存在的，那我们就应该认识它，甚至可以利用它。

首先，小仙女们要科学认识这些食物的这种偏性；

在认识的基础上，要注意避免食物偏性对身体的损害；再高级的，就是利用食物的偏性来强身、健体！

第一步，了解食物的偏性。

从小仙女们日常常见的食物来看，平性食物居多，但具有偏性的食物也不少。

那么，具体面对这些种类繁多的蔬菜、水果、谷物，该如何判断它的寒热偏性呢？

哈哈，不要惊慌，我们已经替各位小仙女们把日常食物进行了梳理，一表在手，小仙女们再也不用纠结啦！

常见平性食物	
谷类	扁豆、豌豆、黑大豆、赤小豆、蚕豆、黄豆、粳米、玉米、黑芝麻、花生
肉类	牛肉、猪肉、猪肺、猪心、龟肉、鳖、鸡蛋、鸽蛋、牛奶
果类	无花果、葡萄、白果、橄榄
菜类	洋葱、白薯、土豆、黄花菜、荠菜、香椿、大头菜、圆白菜、芋头、胡萝卜、白菜、白木耳、黑木耳
其他	海蜇、黄鱼、泥鳅、鲳鱼、青鱼、鲤鱼、蜂蜜、桃仁、莲子

常见寒凉食物	
谷类	大麦、荞麦、绿豆、薏苡仁
肉类	猪肠、猪皮、鸭蛋
果类	西瓜、甜瓜、荸荠、甘蔗、香蕉、柿子、山竹、桑椹、柑、橘、橙子、苹果、梨、枇杷、菱角、冬瓜子、李子
菜类	竹笋、莲藕、番茄、茭白、苦瓜、冬瓜、黄瓜、马齿苋、蕨菜、白萝卜、茄子、丝瓜、油菜、菠菜、芹菜、苋菜、豆腐、蘑菇、百合
其他	蟹、蛏、田螺、紫菜、海带、淡豆豉、酱、槐花、绿茶

常见温热食物	
谷类	高粱、糯米
肉类	鹿肉、雀肉、鸡肉、羊肉、狗肉、猪肝、猪肚、火腿、鹅蛋
果类	榴莲、荔枝、金桔、芒果、木瓜、龙眼肉、杏、杏仁、樱桃、石榴、桃、乌梅、栗子、大枣、核桃
菜类	韭菜、紫苏、生姜、葱、香菜、小茴香、大蒜、薤白、南瓜、辣椒
其他	鳟鱼、鳝鱼、鲢鱼、肉桂、花椒、芥末、酒、韭菜子

第二步，根据食物偏性调整饮食。

长期食用具有某种偏性的食物将会导致体质的偏颇，易感部分疾病。同时，针对已经出现偏颇的特定体质，某种食物的偏性也具有治疗作用，也就是我们中医经常用的治疗手段"以偏纠偏"。

寒凉性质食物多有滋阴、清热、泻火、凉血、解毒的作用，体寒的小仙女们就要尽量避免经常食用这类食物了，以免雪上加霜。但是，经常"上火"、体热的小仙女，或者出现口干、便秘、长火疖子这类症状；或者吃完辛辣、燥热食物，比如吃完火锅、烧烤之后，可以吃一些凉性食物，比如绿豆、苦瓜等以解毒下火。

同理，温热性质食物多有温经、助阳、活血、通络、散寒、补虚等作用，适合体寒的小仙女们经常食用。比如小仙女们经常便溏、手足冷、总觉得小肚子凉、腰凉，可以多吃一些生姜、小茴香、羊肉等来补虚温里。不小心吹空调、淋雨或者着凉，也可以吃点生姜、苏叶帮助祛寒。

而对于平性的食物，相对就比较平和了，小仙女们只要考虑好不好吃，喜不喜欢吃就可以啦。

好了，我们知道了常见食物的"四性"之后，再一起来研究一下食物的"五味"。五味，包括酸、苦、甘、辛、咸。

中医古籍《素问·五脏生成》指出："多食咸，则脉凝泣而变色；多食苦，则皮槁而毛拔；多食辛，则筋急而爪枯；多食酸，则肉胝皱而唇揭；多食甘，则骨痛而发落。此五味之所伤也。"

古人的智慧是无穷的，这段话翻译过来就是：

吃太多咸味的食物，会使血液运行不通畅，皮肤的色泽也发生变化。

过多食用苦味食物，则会使皮肤干枯没有光泽，皮肤上的汗毛也会脱落。

过多食用辛辣味食物，则会使筋脉拘急，经常腿部抽筋，指甲干枯缺乏光泽。

过多食用酸味食物，则会使肌肉粗厚发皱，口唇干裂。

过多食用甘甜味食物，则会使骨骼疼痛，容易脱发。

其实，"四气"和"五味"之间是有非常紧密的联系的，比如辣椒、生姜这些辛辣的食物，多属温热之性；

苦瓜、柚子等苦味食物，多是寒凉之品。

所以，结合食物的四气五味，忌寒凉不可只忌冷饮，也包括"四性"中归属寒凉的食物；忌辛辣也非只忌辣椒，也包括"五味"中归属辛的食物。

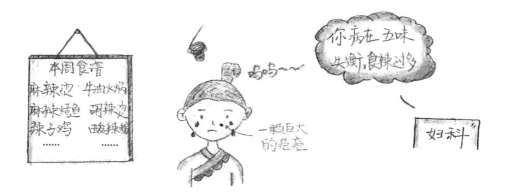

"哦，明白了，原来吃东西还有这么多讲究，还要根据体质来呀，那我是什么体质呢？我是不是宫寒？"

"嗯，体质其实还是蛮复杂的，需要整体来判断。要想准确辨识体质，判断自己是不是宫寒，还是需要找中医大夫来完成哈！"

敲黑板：药食皆同源，寒热有侧重，五味不偏嗜，小 E 定可控。

▌健康一日三餐

"吃点好的"，光是听起来都会觉得幸福，都会抑制不住唾液腺的狂欢。

生活已然把我们"虐"得体无完肤，吃点好的，是我们最后的倔强和尊严。

那么，对于吃而言，什么是"好的"？

"燕窝？阿胶？花胶？鲍鱼？冬虫夏草？鹿茸？"，是各色名贵补品？还是各式山珍野味？

吃的本质，是要从食物中摄取人体所需要的营养物质。

不可不足，也不可太过。

"百病从口入"，健康，的确是吃出来的。

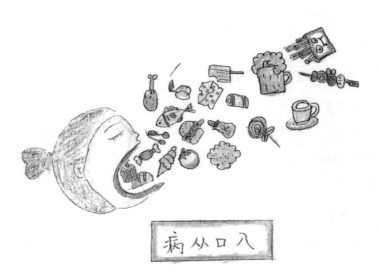

病从口入

吃的奥妙，在于"均衡"。这种均衡，不仅仅指摄入的食物要多样，还要保证一日三餐，吃饭要有规律。

膳食结构不合理，可能会导致一些慢性疾病的产生。比如肥胖、高血压、高血脂、心脑血管病、糖尿病，都与我们的日常饮食密切相关。

为了改善、优化饮食结构，倡导平衡膳食，减少与膳食有关的疾病发生，2016 年的《中国居民膳食指南》针对 2 岁以上的所有健康人群提出 6 条核心推荐。

- √　食物多样，谷类为主。
- √　吃动平衡，健康体重。
- √　多吃蔬果、奶类、大豆。
- √　适量吃鱼、禽、蛋、瘦肉。
- √　少盐少油，控糖限酒。
- √　杜绝浪费，兴新食尚。

这里强调的是饮食种类的合理均衡，如何将这些饮食合理分派到一日三餐，也是非常关键的。

吃好一日三餐，就是最好的养生。

小仙女们耳熟能详的顺口溜走起：早饭要吃好，午饭要吃饱，晚饭要吃少。

看着简单，做起来着实不容易。

高强度的工作，快节奏的生活，尤其是小 E 青睐的小仙女们，往往都是工作上的骨干、生活中的强者，每天都像陀螺一样高速运转，如何才能吃得好、吃得健康，还不给小 E 提供太多食粮？

①早饭要吃好

一日之计在于晨，早餐对一天的工作和学习来说非常重要。早餐可以供给人体和大脑所需的能量和营养素，提高工作和学习效率。

最佳进餐时间在 7～8 点，这个时间点，胃经上班，人的食欲是最旺盛的。早餐前可以先来一杯温开水，以最温暖、最没有负担的方式，唤醒你的胃。

早餐尽量要做到营养全面，谷物、蛋白质、蔬菜、水果都要尽量涵盖。

早餐不宜过冷，宜清淡、忌油腻。

常见搭配推荐：

√　一杯热牛奶 + 全麦鸡蛋三明治。

√　一碗糙米粥 + 全麦肉类三明治。

√　一杯麦片粥 + 葱花鸡蛋饼。

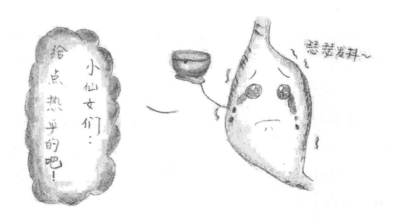

辟谣：早餐吃水果喝酸奶，又健康又有营养？

水果和酸奶的早餐组合，是很多小仙女们的首选，觉得简单又有营养，还不会长胖。其实，这是个误区。

首先，早餐需要温热的食物来温暖我们的胃，而水果、酸奶往往是常温或者冷藏的，凉凉的吃进去，对于早上刚刚睡醒、需要温暖脾胃的宝宝而言，的确不是太友好。长期食用，可能会导致脾胃虚寒，出现胃痛、腹泻、湿气重、气血不足等症状。

脾胃出问题可就是大事了，不是变成"见风倒"的"林妹妹"，就是变成喝凉水都长肉的"虚胖子"。

另外，酸奶中的蛋白质含量可不如一块肉类来的给力，而且为了味道更好，酸奶中隐藏的糖分可是不少的呦，再加上水果中的果糖，这份"甜蜜"的早餐，可不见得会帮助小仙女们控制体重呦。

②午饭要吃饱

一日之中，午饭可是提供能量和营养的大户，午饭关系着小仙女们一下午的精神和身体状态，所以即便是要节食减肥的小仙女，午饭也尽量要吃饱。

敲黑板："吃饱"和"吃撑"可是两件事情呀！不能暴饮暴食，吃个8～9分饱就可以啦。

午饭最佳进餐时间在12点，12点是胃酸分泌最为平衡的时间，而且13点小肠经就要上班了，在小肠经上班前把饭饭先吃到胃里，有利于肠胃的消化和吸收。所以，午饭一定不要吃的太晚呦。

午餐要讲究荤素搭配，想要下午不犯困，绿色高纤维蔬菜是必须滴。

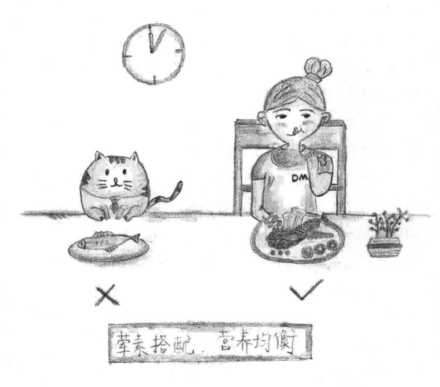

如果想要保持身材匀称，不长赘肉，也不可以不吃饭来节食哦，这样会对我们的身体造成伤害，可能会引起胃痛、情绪低落等。这时可以尝试选择低热量、能够延长饱腹感的食物健康节食。午餐一般可以选择一份主食、一份菜和一碗汤。推荐：红焖牛蹄筋、干贝蒸白菜、清蒸鲈鱼、娃娃菜煲香菇、番茄龙利鱼、柠檬鸡胸肉、菠菜春卷、清蒸虾球、蔬菜摊鸡蛋、西红柿牛腩、虾米冬瓜、西蓝花香菇荞麦面、金针菇豆腐煲、茴香鸡蛋饺子等。根据自己的喜好搭配起来吧！

午饭过后的半小时，最好可以休息 15 分钟到半小时，给肠胃充分的消化时间，也给忙碌了一上午的大脑暂时休息一下的机会。

小贴士

大脑接受到饱腹感的信号要 20 分钟，如果吃得太快，来不及给大脑时间提醒你已经饱了，就会摄入过多热量。

细嚼慢咽能延长用餐时间，每口饭咀嚼的次数不要少于 10 次哦，这样更容易控制身体不要过量进食。

辟谣：要保持身材，不能吃主食？

中医食养理论强调："五谷为养，五果为助，五畜为益，五菜为充，气味合而服之，以补精益气。"

古今内外，五谷杂粮在人类餐桌上的主食地位是无法撼动的。主食不仅是果腹的良伴，还含有非常丰富的维生素和微量元素。粗粮、细粮适当搭配，蔬菜、肉类都要适当吃一些，才有利于身体健康。

主食为我们的身体提供碳水化合物进行能量合成，维持正常的新陈代谢。虽然鱼、肉、蛋、奶、豆中提供的蛋白质与脂类，也可以为我们身体提供能量，但都没有碳水化合物来得"安全"。

碳水化合物摄入过少时，虽然如小仙女们所愿，机体会开始分解脂肪来提供必须的能量。但在脂肪氧化功能的这个过程中，会产生"酮体"这个副产物，导致口腔异味，甚至对神经系统造成一定的影响。很多小仙女不吃主食时间长了，往往会有情绪低落、不快乐的表现，其实也和碳水化合物的缺乏有关。

所以，要控制体重，不能一口主食都不吃，可以适当减少主食的比例，或者用粗粮、红薯等代替部分主食。

③晚餐要吃少

"天呀，我最爱的晚饭，为什么要少吃？臣妾真的做不到呀！"

晚餐，大部分小仙女一天中最最隆重的一餐。好不容易结束一天的"战斗"，或是家人、或是爱人、或是朋友，终于可以围坐一桌，劳累的身体，疲惫的灵魂，唯有美食可以安慰。

所以，大部分家庭的晚餐，都是比较丰盛的，一个不小心就吃多了。

其实，从养生的角度而言，晚饭少吃是没毛病的。

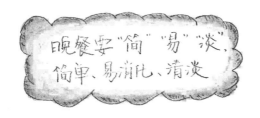

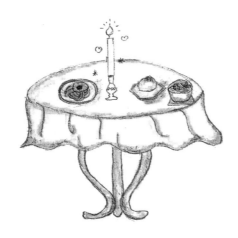

一般而言，晚餐所提供的能量，建议不超过全天所需能量的 30%。单从这个比例上来看，晚餐的确要比早餐和午餐吃得少一些。

现在大家下班都比较晚，吃晚饭的时间一般都超过了最佳的时间——18 点。晚上吃完饭后一般都不会运动，摄入的能量远超过需要消耗的能量。如果晚饭吃得过于丰盛，到睡觉之前，胃都很难把这些食物消化完。中医说"胃不和则卧不安"，晚饭吃得过多、过于丰盛，不但会长肉，还会影响睡眠呢。

晚餐最好是清淡的，以粥类、汤类为主，避免摄入过多油腻的食物。要注意食物的多样性，适当增加粗粮和蔬菜的比例，以帮助增加胃肠动力。推荐：粥、面条、疙瘩汤、包子、清炒时蔬。

小贴士

1. 晚餐进餐时间尽量不要晚于20点，要给脾胃足够的消化时间。

2. 避免食用过多生蔬菜，否则容易导致脾胃受寒，尽量选择水煮或者蒸、炒蔬菜。

3. 晚餐后避免吃甜品，过于甜腻的食物会给脾胃消化带来负担，糖分也容易转化为脂肪，造成肥胖。

辟谣：睡前一杯酒，烦恼全没有。

好多小仙女是不是都有身体虽然躺在床上，但头脑却无比清醒、无比兴奋的经历？夜深人静，看着时针一点点挪动，已经在床上翻成了烙饼，睡眠却仍未光临。

于是，小酌一杯来帮助睡眠成为好多小仙女的睡前必修课。其实，饮酒助眠并不可取。饮酒虽然可以暂时抑制大脑中枢系统活动，使人加快入睡，但酒后的睡眠一直停留在浅睡期，很难进入深睡期，大脑并未得到休息，与正常生理性入睡完全不同。所以，饮酒的人即使睡的时间很长，醒来后仍会有头晕脑胀、疲乏、头痛的感觉。

实在睡不着，偶尔可以小酌一口，但是切勿贪杯呦。

关于宵夜

提起晚餐，此处怎能没有宵夜的位置?

宵夜，尤其是在南方地区，已然是"一日四餐"的地位。

宵夜，到底能不能吃呢?

对于宵夜的态度，中医养生的观点一定是：不吃。

吃宵夜的危害很多，不仅会使人肥胖、增加"三高"危险，还会损伤肠胃、诱发失眠，甚至会导致结石的发生。

"但是，晚上加班到深夜，不吃点宵夜真的好难扛!"

熬夜其实是非常、非常、非常不健康的生活习惯。但"人在江湖漂，哪能不挨刀"，对于被迫加班、苦于学习的小仙女而言，熬夜的确是不可避免的。大量的脑力活动让身体里的能量不断被消耗，肚子饿得咕咕叫，感觉马上要被掏空，不吃点实在熬不住呀！

这种情况下，可以适当吃一点宵夜，以避免低血糖的发生。

但是，宵夜的选择可是有讲究的哦。

烧烤、麻辣烫、火锅、小龙虾的确在此时可以大大激发食欲和斗志，但实在是太不健康，快把选它们的念头甩到一边。

一碗红枣小米粥或者一杯热牛奶，搭配少量水果或者少量全麦面包，管饱又健康，你值得拥有！

中医食养小秘方

"大夫，我不想吃药，平时吃点什么能控制小E？"

对于小E这类慢性、需要长期管理的疾病，不论是西医还是中医，常年吃药可能是难以避免的事实。但是对于那些病情已经稳定，或者已经规范治疗、仅仅需要预防复发的小仙女，对小E不可不管，但也实在不宜长期服药。

"药补不如食补"，此时，就体现了中医食养的重要性。

中医，在食养方面，的确是有几把刷子的。

别的不说，就看咱中医那些年近百岁仍然鹤发童颜、精神矍铄的国医大师，哪个不是食养的高手？各有各的食养小妙招。

好啦，下面，就给小仙女们介绍几个可以帮助对抗小 E 的中医食养小秘方。而且，这些小秘方最大的优点是：易上手、好坚持。

所需要的原料非常好找，制作的工艺也非常简单，就算是厨房小白，也是可以分分钟搞定的。

当然，最重要的还是贵在坚持，食养往往难以速效，要持之以恒，潜移默化之间方显功效。

（1）代茶饮

从唐代开始，古人就开始喝代茶饮了，李时珍的《本草纲目》中就记载了"痰喘咳嗽茶"。慈禧太后更是喜欢饮用药茶来防治疾病。《慈禧光绪医方选议》中至少可以找到 8 种代茶饮方：甘露茶、灵芝茶、神曲茶、槐花茶、菊花茶、胖大海茶、荷叶茶、板蓝根茶。

代茶饮，太后喝了都说好！

但是中药泡茶也要根据中药的性能，结合自身体质、症状等具体情况使用，才能达到最佳效果。如果随便乱喝的话，可能会引起相反的效果。

下面针对小 E "血瘀""气滞""寒凝""痰湿"较多的特点，为小仙女们介绍几款代茶饮，快来看看有没有适合你的吧？

三七茶：生三七细粉 3 克，温水冲后一口气喝下，长期服用的话，早晚各 1.5 克即可。

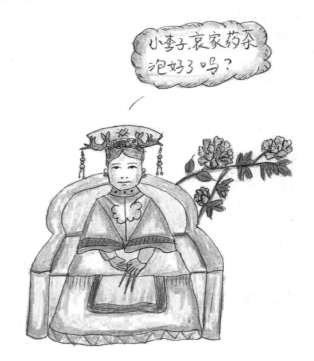

三七可是好东西呀，有很好的活血止血、化瘀止痛的作用。对于严重痛经、月经量多、经血有块的内异症小仙女而言，绝对是居家必备！而且，三七也有很好的补益、对抗高血脂和高血压的作用。如果要给各位小仙女们推荐一个对抗小 E 的最佳补品的话，三七绝对是头牌！

但要注意的是，三七有"生""熟"之分。三七"生打熟补"的作用就是说生三七粉的作用在于活血，可以防治冠心病、高血压、心绞痛、脑中风以及小 E 这些"血瘀"类疾病；而熟三七活血、抗炎能力减弱，补血养血、扶正固本的补益能力增强，可用以补益健身、抗疲劳、提高免疫力。对付小 E，我们当然是要用生三七，所以在服用生三七粉时，可以直接吞服或温水冲服。

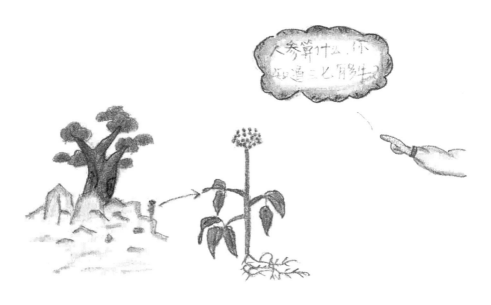

玫瑰花茶：干玫瑰花 10 克泡水，不仅看起来很美，而且具有疏肝解郁、活血化瘀的功效。

面对繁忙的工作、琐碎的家庭事务，情绪烦躁、易怒、经常乳房胀痛、痛经、经血色暗红有块、面部色斑的小仙女，不妨经常来一杯玫瑰花茶帮助稳定情绪、调经养颜。但是如果月经量偏多，经期就不适合喝玫瑰花茶了。

找不到玫瑰花也没关系，她的近亲"月季花"了解一下，不但长得像，功效也类似。如果做茶饮的话，玫瑰花水香气、甜味更明显一些，月季花水香气、味道就比较淡。

山楂陈皮饮：新鲜山楂 5 个或者干山楂 10 克，陈皮 10 克，加水煮沸 15 分钟后停火，加盖闷 20 分钟后饮用。具有活血、理气、消食、降脂的功效。

适合经常食欲不佳、打嗝、月经后错、体形偏胖的小仙女们日常饮用。

赤小豆茯苓薏米饮：赤小豆 15 克，茯苓 15 克，薏苡仁 20 克，加水煮沸 30 分钟后关火，再加盖闷 30 分钟，取汁饮用。具有健脾和胃、利水消肿的作用。

经常晨起眼睛肿、经前下肢肿胀、湿气比较重的小仙女可以适当喝一些。但是饮用期间要避免食用寒凉、辛辣、油腻的食物。

姜茶：生姜 10 克煮水，酌情加入适量红糖，有祛寒除湿、温暖胃肠的功效。

经常容易受风、着凉感冒，平日手脚冰凉、小腹凉、怕冷、痛经、经血有块的小仙女必备。但要注意的是，生姜是热性食物，喝多了也可能会出现口干、汗多、嗓子疼等症状。

高良姜饮：高良姜 10 克沸水冲泡，加盖闷 15 分钟后饮用。高良姜有温胃散寒、消食止痛的功效。

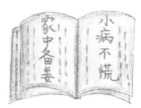

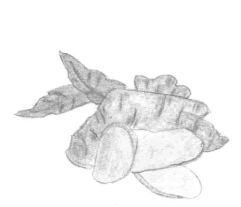

脘腹冷痛、胃寒呕吐、嗳气吞酸、小腹冷的小仙女们可以适当饮用高良姜饮。但是，高良姜温热，随着体质的改变，长期服用可能出现口疮、牙龈肿痛等上火症状，注意酌情减量或暂时停服。

枸杞子茶：枸杞子 10 克沸水冲泡，加盖闷 5 分钟后饮用，具有养精益气、滋补肝肾的功效。

适合有腰膝酸软、头晕目眩、视物昏花、面色暗黄、须发枯黄、脱发等肾虚症状的小仙女饮用。但是枸杞含糖量较高，血糖高的人不宜服用，另外枸杞子虽好，过量服用还是可能会造成"上火"。

（2）日常小食

国医大师路志正的养生秘诀就是每天食用醋泡姜。

姜味辛性微温，辛能散，温能祛寒，具有养胃、减肥、防脱发、防治慢性病、提升人体阳气的功效。每天食用2～4片，既可以保持胃肠道的正常功能，又能够温阳散寒，手脚再也不冰凉。

制作方法：

生姜切成薄片，最好使用鲜姜，鲜姜有非常好的药用功效，可以增强血液循环、促进消化。把切好的姜片放到瓶子里，随后倒入米醋。

（注意：瓶子一定要洗干净，瓶子里面不能有油，以免生姜变质；米醋一定要没过姜片，不能让姜片露出来。）

随后把姜片放到冰箱的冷藏室里储存，剩下的，就交给时间吧。一周以后，美味即成。

▌小E喜欢，我不喜欢

① 小 E 喜欢豆制品

大豆是个大家族，不单单指黄豆，还包括黑豆和青豆。大豆营养全面，含有丰富的蛋白质。大豆蛋白质的氨基酸组成和动物蛋白质近似，所以容易被消化吸收，是蛋白质的优质来源。同时，大豆还含有丰富的不饱和脂肪酸、膳食纤维，对于降低血浆胆固醇、调节肠胃功能和胰岛水平都有很好的作用。

大豆中含有非常丰富的大豆异黄酮，异黄酮的化学结构与雌激素十分相似，被称为"植物雌激素"。我们的大女主小 E 当然不会放过这个雌激素的"替身"，对豆制品那必须是青睐有加的。而且，豆制品在我们的日常生活中随手可得，好多小仙女们都十分喜爱食用豆腐、豆浆等豆制品。如果过量食用豆制品，在身体内积累的这种植物雌激素就可能披上雌激素的马甲，"模拟"雌性激素雌二醇的功能。高水平的雌激素，可是会加速小 E 的进展哦。

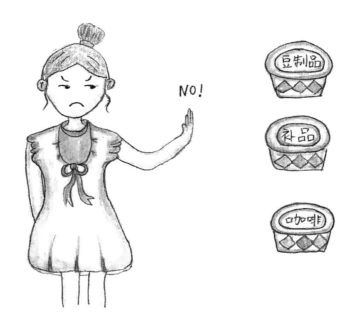

所以，对抗小 E，请适当远离豆制品。

②小 E 女主太贪心

贪心如小 E，并非只钟爱豆制品，像蜂王浆、雪蛤油、胎盘（紫河车）这类富含雌激素的补品，小 E 也是宠爱有加。

另外，一些具有丰胸、调经、美容养颜、保持年轻状态、"他好我也好"之类功效的保健品，往往或多或少含有雌激素或者雌激素"马甲"的成分！毕竟，对于女性而言，雌激素是"巨乳童颜"的不二法宝。

所以，选择补品或保健品时，小仙女们一要擦亮眼睛，不然可真就是"花钱添病"了。

③小 E 喜欢咖啡奶茶

悄然之间，醇香美味的咖啡、奶茶已然成了小仙女们保持精力旺盛、大脑清醒、心情愉悦的挚爱。每天一杯咖啡，已经成为很多上班族的标配。奶茶，就更加有十万个理由让小仙女们把它喝入肚中了。

其实，小 E 也是非常喜欢咖啡和奶茶的。咖啡和奶茶中都含有丰富的咖啡因，长期慢性的咖啡因摄入，会增加肝脏负担，引起骨质流失，增加骨质疏松的风险。最重要的是，会影响雌激素的分解！

另外，作为咖啡和奶茶的好伙伴、香浓丝滑口感的来源——咖啡伴侣、奶精这些物质，主要成分就是植脂末，这种植脂末含有大量的反式脂肪酸，可能干扰脂肪酸的代谢，增加患心血管疾病、糖尿病、肥胖的风险，并可导致女性不孕。

所以，为了更有效地对抗小 E，为了小仙女们的身体健康，咖啡、奶茶，还是少饮为妙哦。

❹ 运动篇

▌运动起来，生命更加精彩

运动，一个让小仙女们又爱又恨的字眼。

我要瘦，我要漂亮，我要增加抵抗力！

哪个小仙女没经历过打着鸡血买买买，健身卡、私教卡、健身服、运动鞋、健身代餐、健身 APP 一样都不能少！然后，一边幻想不远的未来自己将拥有的曼妙身材、强健体魄，一边咬牙切齿地在跑步机、椭圆机、各类力量训练器械上挥洒汗水，各种打卡。

然而，却仍然逃不过"真香定律"。

"今天实在太忙了，明天再去健身。"

"腰酸背痛，缓几天再练吧。"

"今天太累了，我要睡觉。"

"今天有约会，周末再去好好跑一跑。"

"Day by day"，过了激情燃烧的阶段，大多数小仙女选择在脑海里经过一下健身房的门来减轻不运动的负罪感，健身装备早已经被冷落在角落里。等到健身卡也

221 ◀

过了有效期的那一天，顿觉无比解脱：不是咱不想运动，卡过期了不是？

所以，对于运动而言，怎么坚持下去，才是对自我耐力、定力的巨大挑战！

运动的好处不胜枚举，此处，还是要再啰嗦一下，说一说运动对小仙女们都有哪些益处。

（1）控制体重、塑形。

控制体重并不是单单的减重哟。

对于控制体重这件事，小仙女们各有一把辛酸泪。丰腴的想要瘦，干瘦的想要丰满点，刚刚好的想要维持下去。前凸后翘的"S"身材，不仅仅是男人的梦想，也是小仙女们奋斗的长期目标。

除了合理的饮食，运动是控制体重、重塑体形最好的方法和途径。

节食的确也可以达到体重减轻的目的，但是节食减肥容易导致消化功能紊乱、月经紊乱、精力减退、皮肤松弛等各种机体副反应。相比之下，运动加上合理饮食，可以在燃脂、减肥的同时增加肌肉的比例，提高基础代谢率、增强机体耐力、增加皮肤弹力。

所以，合理的运动，才是塑造"S"身材的诀窍！别的不说，就看那些光鲜亮丽的女明星、男IDOL们，哪个不是运动的深度爱好者？

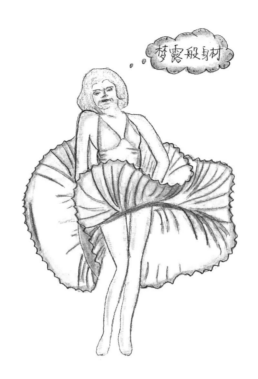

（2）增强体质

小仙女们是不是会有这样的困扰：

长期蛰伏在写字楼、办公楼，早出晚归，能看到太阳的时间屈指可数。

总是伏案工作，腰酸背痛、颈部僵硬得不行，下班回到家，感觉整个人都被掏空。

再加上每个月的"那几天"，怎是一个"累"字可以形容？

睡再多，吃再好，这种疲劳感仍然如影随行。

感冒君更是常客，一有风吹草动，中招的总是你。

偶尔心血来潮跑上两步，却好像成了林黛玉，倒不过来的气儿，扑通扑通跳个不停的小心脏马上让你打了退堂鼓。

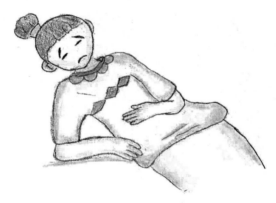

感觉身体被掏空……

其实，这些都和缺乏运动有很大关系。

长期在室内、伏案工作，容易导致腰部、颈部、臀部肌肉力量的不均衡，长期以往就表现为腰酸背痛、颈部僵硬、身材走形。

长期缺乏有氧运动，心肺活动能力减弱，血液循环减慢，心血管疾病发生的概率容易增加，体质、耐力也是越来越差！

适当、合理的运动，绝对是增强体质的不二法门！

另外，合理的运动，还可以帮助增加骨骼密度，使骨骼更为强壮，有效避免和预防骨质疏松。等小仙女们人到中年体会到骨质流失、骨质疏松的苦处，才会理解为啥补钙类产品卖得那么火爆。腰腿好、身体棒，想去干啥腰腿不添乱才是幸福晚年生活的关键呀！

（3）改善情绪

现今社会，大部分小仙女都是"两栖动物"，工作、家庭两手抓，两手都要硬。工作上要独当一面，生活上要贤妻良母，最好还能貌若天仙。现实的压力，对自我的高标准、严要求，把小仙女们一个个都逼成了超人，但是，真的，压力山大呀！

我是淑女，不能咆哮。

我是贤妻，不能矫情。

我是佛妈，不能抓狂。

但是，真的想发泄一下，再忍，会疯！

好吧，健身了解一下？运动可以促使身体释放内啡肽，减轻压力，增加幸福感。好多小仙女会感觉运动的时候，烦恼会随着汗水一起排出体外，想要发泄的情绪也可以在一次次的出拳、踏步中慢慢化作虚无。洗完澡，睡一觉，明天又是新的一天。

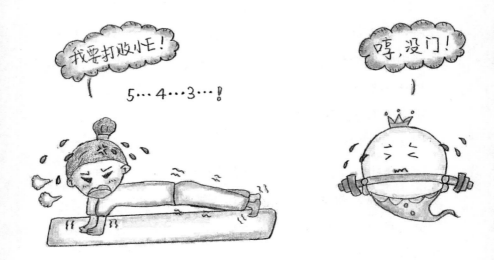

另外，运动还有促进睡眠、预防心脏疾病、预防糖尿病、提高身体平衡等好处。总结一句就是，动起来，遇见更好的自己，每一秒都值得期待！

▌选好运动方式，强身又抗E

经常有小仙女问："大夫，我知道运动有很多好处，我也想运动运动，但是我有巧囊，做运动会不会有危险？"

对于得了小E的小仙女，运动似乎是一把双刃剑。医生们的确也会叮嘱巧囊患者，尤其是巧囊比较大的患者要避免剧烈活动，以防巧囊破裂。

其实，得了小E的小仙女们是可以运动的，而且运动可以帮助缓解焦虑紧张的情绪、缓解疼痛、增强体质，对于控制小 E 进展，抑制小 E 复发是有益处的。关键在于要合理、适当运动。

为了对抗小 E，我们需要通过运动来调节情绪，增强体质，所以小仙女们要稍稍调整下思路，减脂、塑形并不是我们运动的最终目的。

要把握安全、强度适宜、可接受、易坚持的原则，并且要循序渐进。

所以，我们在运动的过程中，并不需要沉迷于高强度的体育活动，简单的散步、伸展运动、呼吸技巧和肌肉放松技巧是比较好的选择。另外，也可以根据自己的身体情况，选择一些有氧运动来增加心肺功能。

小贴士：什么是有氧运动？

心率保持在 150 次 / 分钟的运动量为有氧运动，它的特点是强度低、有节奏、持续时间较长。要求每次锻炼的时间不少于 30 分钟，每周坚持 3 到 5 次。

这种锻炼，能充分氧化体内的糖分，还可消耗体内脂肪，增强和改善心肺功能，预防骨质疏松，调节心理和精神状态，是健身的主要运动方式。

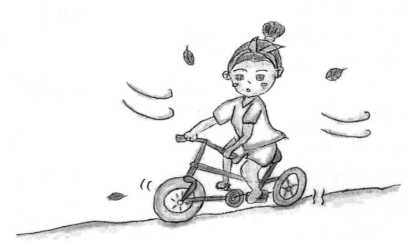

运动时间建议30分钟左右哦！

对付小 E，有氧运动做到中等强度就可以了，千万不要做过于剧烈的运动。那么，中等强度评价的标准是什么呢？

简单点可以采用主观疲劳程度和谈话测试法：在运动中感觉稍吃力，但能够正常说话和交流。专业点的话可以采用心率法，就是心率控制在60%～70%的最大心率〔最大心率＝（220–年龄）×（60%～70%）〕。

举个例子，30岁的小仙女，适宜的有氧运动每分钟的心率不能低于114，但是也不能高于143，能够保持在110～130其实就已经达到了增加心肺功能的作用，一定不要过于剧烈，尤其是刚刚开始运动的时候。

推荐的运动方式：

运动方式万千种，哪种才是我的菜？

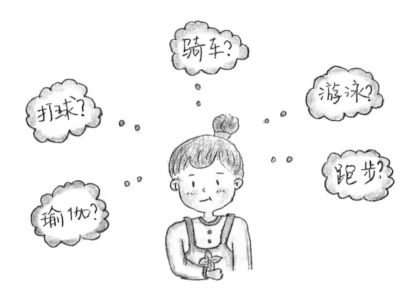

来，看一下我们推荐的运动方式有哪些吧。

（1）步行、快走、慢跑

不需要健身卡，不需要私教，不需要专门跑健身房，只需要拥有一双运动鞋，哪怕是平底鞋，公司楼下、小区花园、上下班路上，甚至家里的客厅，哪里都可以是小仙女们的运动场。长期慢跑可使心率减慢、血管壁的弹性增加；解压，缓解紧张和焦虑，对健康是十分有益处的。

但要注意的是，严格意义上来说，慢慢溜达、逛商场可不能包括在内，因为不符合我们有氧运动的最低要求——心率要增加！

（2）爬山、骑自行车

进行户外运动，拥抱大自然，能愉悦心的不仅仅是运动本身，还有美丽的风景。

（3）跳舞、广场舞

跳舞好玩，不枯燥，可以增加人际的交往，帮助缓解压力。但要注意把握强度和动作，巧囊患者要注意尽量避免大量的蹦跳动作，以防囊肿破裂。

（4）游泳

游泳是比较好的有氧运动的方式，最大的好处是不伤膝关节。但是，游泳池的水温一般偏低，而且出水、入水时温差大特别容易着凉，患有内异症的小仙女们如果要选择游泳这种运动方式的话，一定要注意做好保暖工作，如果水温特别低就不要游了，容易加重痛经的症状。建议游玩泳后可以舒舒服服地蒸个桑拿，促进体内寒气排出。

当然，如果泡温泉也算是运动的话，那就是最佳选择了，温热的池水对于缓解疼痛、促进血液循环还是有很大益处的。但是泡温泉一定要注意个人卫生哦，做好防护。

（5）瑜伽

瑜伽一词最早是从印度梵语"yug"或"yuj"而来，源于古印度，可以帮助改善生理、心理、情感和精神方面的状态，是一种可以达到身体、心灵与精神和谐统一的运动方式。

做瑜伽，需要掌握调身的体位法，但作为日常运动而言，并不需要追求那些难度很高的瑜伽姿势。更重要的是调息的呼吸法、调心的冥想法等，以达到身心的合一。冥想是一种有益的锻炼，它能放松你的大脑，让你更积极，减少身体上的压力，尤其对于患有内异症小仙女而言，放松对于控制小 E 的发展也是有非常积极的意义的。

（6）八段锦、五禽戏

中医养生引导术，这可是老祖宗留下来的好东西，是活动筋骨、拉伸放松，老幼皆宜的锻炼功法，此处必须有它们的位置！

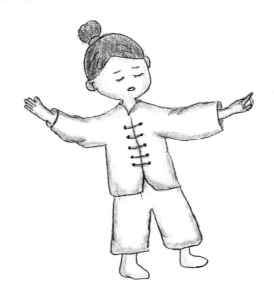

八段锦在我国古老的导引术中流传最广，具有很好的疏通经脉、调理脏腑、行气活血的作用。现代研究发现，这套功法能改善神经调节功能，加强血液循环，对腹腔内脏有柔和的按摩作用，可激发各系统的功能，提高免疫功能。

八段锦动作相对简单，容易上手，没有老师指导的情况下，看看视频，掌握要领也可以做个八九不离十，是初学者的首选。但练习时需要肢体动作与呼吸吐纳相结合。

五禽戏是由东汉末年著名医学家华佗根据中医原理，以模仿虎、鹿、熊、猿、鸟五种动物的动作和神态编创的一套导引术，动作动静结合，很适合拉伸、养气。与八段锦相比，五禽戏就相对专业一些，最好有老师指导才能保证动作到位。

敲黑板：练习这两种功法，这些事项必须要注意：

√ 衣着要尽量宽松，保证四肢气血流通。

√ 注意选择有新鲜空气的地方，以利于气的吐纳。

√ 要量力而行，动作的快慢、步姿的高低、幅度的大小、锻炼的时间、习练的次数、运动量的大小都应好好把握，切忌急于求成，贪多求快。

▍把握注意事项，安全最重要

对于患有内异症的小仙女而言，运动的安全是最重要的！

如果因为运动导致囊肿破裂这样的极端情况，或者不经意中帮助小 E 扩张了地盘，可就真是得不偿失了。

下面，为各位小仙女们总结了几条运动的注意事项，谨记呀！

（1）运动并不是多多宜善

对于日常运动而言，每天 30 ~ 60 分钟就可以了，并不是运动的时间越长，对身体就越好。大运动量的健身运动，反而会损伤身体。比如有氧运动的时间如果超过 2 小时，体内 90% 对肌肉生长起重要作用的亮氨酸就会被消耗掉，而且运动过度的话，肌肉、关节都容易被拉伤、磨损。这也很好地解释了为啥运动员的伤病如此之多。

另外，长期大运动量的训练，还可造成下丘脑 - 垂体 - 性腺轴功能抑制，影响女性内分泌，出现闭经、卵巢功能减退等问题。

同时，一项观察身体活动和情绪之间联系的研究发现，有运动习惯的人精神健康状况要比不运动的人好；更有趣的是，每次锻炼 30 到 60 分钟的人，心理健康问题最少，而每天锻炼超过 3 小时的人，精神健康状况甚至比完全不锻炼的人还要差。

那一周运动几次才合理呢？小仙女们可以根据自己的体质指数（BMI）来做一个参考。

体质指数（BMI）＝体重（kg）÷身高的平方（m）

低于 18.5 属于过轻，18.5 ～ 23.9 为正常，24 ～ 27.9 为过重，28 ～ 32 为肥胖，高于 32 就是非常肥胖了。

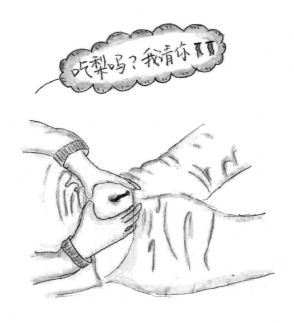

√　对于过轻或在正常范围内的小仙女，一周 1 次有氧运动，每次不少于 30 分钟就可以。

√　对于属于过重范围的小仙女，建议每周有氧运动不少于 3 次，每次不少于 30 分钟。

√　对于肥胖、非常肥胖的小仙女，真的要考虑一下减脂塑形了，这时候还需要专业指导，以防运动不当损伤关节。

（2）运动前要热身

每次运动前需要有个热身过程，即准备活动。活动活动即将上场的关节韧带，抻拉四肢、腰背肌肉，同时，慢慢加快血液循环，唤醒心肺，为接下来的运动做好准备，避免损伤。

热身活动目的达到后的一个重要标志就是身体微微开始出汗，一般热身 5 ～ 10 分钟就可以了。而且，热身后再运动相比直接进入运动状态，也更加不容易疲劳。

（3）运动时要掌握强度

运动不是越多越好，当然也不是强度越大越好。尤其对于患有内异症的小仙女，掌握运动的强度是非常重要的。剧烈的运动是一定要被禁止的。

首先，运动时要注意心率。刚刚开始运动的小仙女，不要刻意追求心律达到有氧运动的标准，一定要以自己的感受为主，稍微有些费力，但还能正常交谈，运动后并不觉得特别疲劳就是比较好的一个度。运动是需要循序渐进的，一下子心律太快，这缺乏锻炼的身子骨，可是撑不住的。

其次，一定要选择合适的运动动作。对于巧囊比较大的小仙女，剧烈的、持续的、大幅度的蹦跳，卷腹，深蹲等动作还是建议避免，以免压迫盆腔里的巧囊，巧囊原地爆炸可不是闹着玩的。

　　但是对于深部浸润型合并有慢性盆腔痛的小仙女，可以促进盆腔血液循环的卷腹、深蹲这些运动就是比较好的选择，有一定的预防盆腔粘连、缓解疼痛的作用。

　　所以，一定要根据自己的病情，选择适宜的动作。

（4）运动要避开经期

　　适度的体育活动能改善人体机能状态，促进血液循环，改善盆腔生殖器官的血液供应。运动时腹肌、盆底肌的收缩与舒张交替进行，对子宫有一定的按摩作用。

　　但是，还记得小E发生最重要的发病机制"经血逆流学说"吗？月经期间一定要避免剧烈、高强度的跑跳动作以及使腹压升高的屏气和静力性动作，以免使不安分的子宫内膜乱跑！

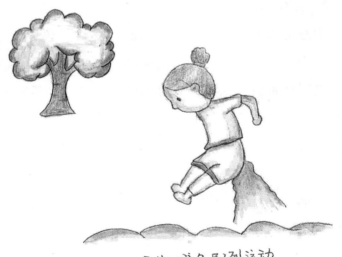

经期避免剧烈运动

另外，经期还要忙着和大姨妈斗智斗勇，可能还要对付那恼人的痛经，太忙了，运动就暂时放弃吧，臣妾要好好休整一下。

（5）运动要持之以恒

运动，需要的是一颗沉着稳定的内心和坚持不懈的努力，需要用量变引起质变，需要用一次次的汗水来浇灌健康这个果实。

坚持才是运动的根本，一时的心血来潮，三天打鱼、两天晒网是无法达到强身健体的效果的。

为了达到"坚持运动"这个大目标，我们可以用达成一个一个小目标去最终实现。

√　尽量固定一个时间来做，让运动变成一种生活习惯。

√　从简单的运动开始，慢慢增加运动的时间，扩大运动的种类。

√　坚持打卡，让家人、朋友成为你的监督员。

√　不断自我激励，坚持运动的自己，一定是明天比今天更好的自己。

⑤ 情绪篇

▎持续存在的情绪＝疾病

《黄帝内经》将人们的情绪分为"怒、喜、思、忧、悲、恐、惊"，也就是所谓的"七情"。

《素问·举痛论》中说："怒则气上，喜则气缓，悲则气消，恐则气下，惊则气乱，思则气结。"

《素问·阴阳应象大论》也说："怒伤肝，喜伤心，思伤脾，忧伤肺，恐伤肾。喜怒伤气，暴怒伤阴，暴喜伤阳。"

啥意思？就是如果某种情绪过于强烈或者持续存在很久，长时间处在某种情绪中不能自拔，就会引起气血失调，脏腑功能紊乱，人就生病了。

比如"相思病"，前面说了"思伤脾"，"我想你想得都吃不下饭"这可真真有医学依据滴。

这也理解了为啥电视剧里失恋了或者思念恋人的时候都会不吃饭，都会虚弱、乏力，因为脾受伤了呀！

另外，生活中最常见的一些症状其实多和情绪有关：恐惧、焦虑会导致腹痛、腹泻；压力大的时候根本吃不下饭；紧张则会头痛、血压升高；烦躁时头皮屑增加、脱发，还可能有反复无常的荨麻疹、湿疹、痤疮等。

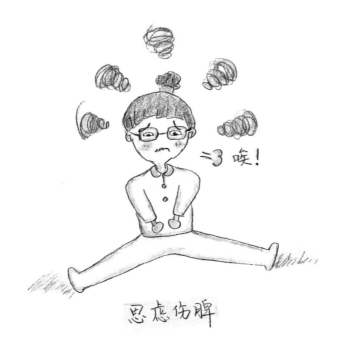

思虑伤脾

小E和不良情绪的纠纠缠缠

研究发现，29.8％的内异症患者存在抑郁情绪，34.5％的内异症患者存在焦虑情绪，可见小 E 与抑郁焦虑等负面情绪明显相关。

小 E 和不良情绪，像极了鸡和鸡蛋的关系，谁是因，谁又是果？两者之间的纠缠，难以厘清。

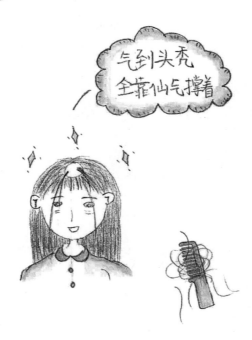

　　前面我们说过，从中医角度来看，长期的不良情绪会导致气滞、气结，日久形成血瘀，这种血瘀阻滞到我们的体内，就形成了内异症的结节，并出现月经不调、腹痛、不孕等临床症状。从西医角度来看，研究发现长期处于焦虑、抑郁状态，内异症复发的概率也会提高。

　　同时，小E导致的痛经、下腹痛、月经失调等症状，给患者带来明显的躯体不适感，影响患者的生活质量；小E导致性交痛、不孕等症状，令患者面临婚姻、家庭等方面的压力。对疾病的恐惧、对疗效的失望、对生育的迫切等如一座座大山压在肩上，久而久之，更加助长了小 E 的嚣张气焰。

基于以上种种，可见心情、情绪的调适对于管理小 E、控制小 E、抑制小 E 复发是具有十分积极的意义的。那么，如何来管理我们的情绪呢？

▍兴趣爱好陪伴你走过情绪低迷

遥想以前待字闺中的大小姐，绣花楼、梳妆阁就是她们的活动范围，大门不出，二门不迈，她们如何疏解烦闷、无聊的生活呢？淑女必备技能——琴、棋、书、画。在现代看来，这些都可以算作是兴趣爱好。

在我们不开心的时候，有兴趣爱好的陪伴，可以帮助我们填补空虚，不给大脑胡思乱想的机会，为我们带来自信、满足以及成就感。弹琴、下棋、编织、书法，又或者是跑步、打球、绘画、烹饪，都是不错的兴趣点。

培养兴趣的过程本身丰富了我们的生命，让自己的生命里多出一些除了工作学习、陪伴家人以外的更多属于自我的色彩，是对生命的热爱，不仅让生活更加充实，也塑造了独一无二的自己呢。

▍与朋友唠嗑按摩你紧绷的神经

人是一种社交动物，需要别人的认可和关怀。

当你感到压力很大、心情苦闷的时候，不妨选择与闺蜜、家人、朋友唠嗑来排解一下。把所想所思都一股脑儿说出来，就会立刻觉得轻松不少。

从心理学的角度来看，倾诉被视为一种主动的心理调节策略，是一种直接的感情发泄方法，是释放心理压力最简单也最有效的一剂良药。

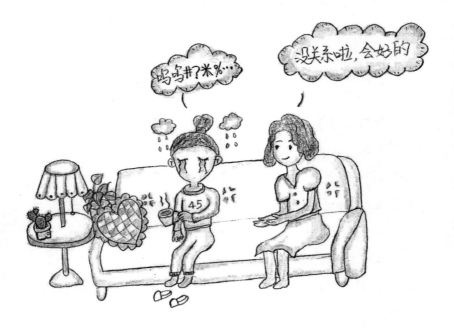

倾诉的主要目的是宣泄情绪，得到理解、支持和帮助，其根本目的是要走出困境。当你承受着巨大压力、思维钻到牛角尖的时候，不妨找家人或是朋友好好谈谈心，在与他们的倾诉中，倾倒自己的心理垃圾，为心灵减压。

小仙女们因为性格不同，有的遇到不开心喜欢对爱人、家人或者朋友发泄出来；有的不喜欢倾诉，凡事都是自己扛，默默把开心、不开心、受到的委屈都憋在心里；还有的小仙女，常借助烟、酒、安眠药等来排解苦闷和压抑。

那么，这三类小仙女，谁的心理更加健康呢？

往往是第一类，因为愤怒、烦恼等都是情绪垃圾，垃圾积存的太多，进而影响人们的身体健康。

所以，小仙女们一定要学会倾诉，如果实在没有合适的家人、朋友作为倾诉对象，可以求助心理咨询师哦。论唠嗑，他们绝对是最专业的！

▎户外运动将赋予你满满的正能量

每天过着朝九晚五、循规蹈矩的生活，然而，户外运动却可以唤起我们血液中蓄势待发的激情。

王安石在《游褒禅山记》就感叹："而世之奇伟、瑰怪，非常之观，常在于险远，而人之所罕至焉，故非有志者不能至也"。

户外运动锻造我们的意志力，让我们能走得更远，看得更高，而这独有的美景又是对我们坚定意志的奖赏与鼓励。踏过水塘、踩过泥潭，不断遇见全新的景色，结交志同道合的新朋友，在静谧的山林间释放心灵，在不断向上的途中突破自我。

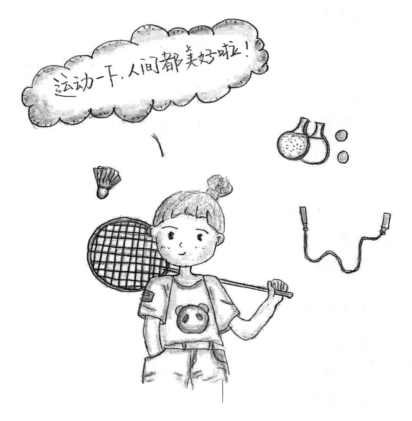

户外运动将赋予你满满的正能量！欣赏一下天之高远，海之辽阔，山之险峻，花之柔美，人间是多么的值得！

得小 E 咋了，啥都不算个事儿！

▌心理医生将给你最专业的支持

美国心理学家协会的调查发现，最有效的解压方法包括锻炼或参加体育活动、祈祷或参加宗教活动、阅读、听音乐、与家人朋友相处、按摩、外出散步、冥想或做瑜伽，以及培养有创意的爱好。

最没效的缓解压力的方法包括赌博、购物、抽烟、喝酒、暴饮暴食、玩游戏、上网、花两小时以上看电视或电影。

如果你尝试过很多种方法，还是很苦恼，还是觉得人生充满灰暗，千万不要轻易放弃，请及时寻求心理医生的帮助，啥样的坎坷都不要害怕，你不是一个人在战斗，我们会陪你一起走过。

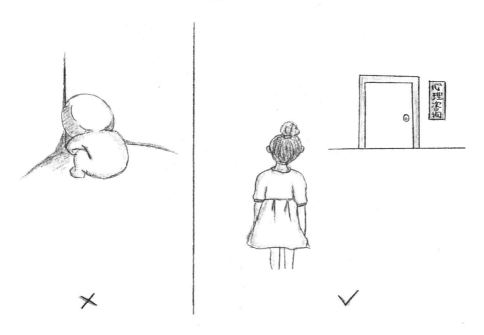

▌直面她，战胜她，体悟生命的精彩

当疾病降临，老子说：吾所以有大患者，为吾有身；及吾无身，吾有何患？

疾病，并不能掩盖生命的眩目美丽，也不能掣肘人类奋斗的觉醒。

疾病，也许就是一次涅槃，是生活的写真，是对心灵的洗涤，是对生命的再思考，能让我们重新审视生命的珍贵。

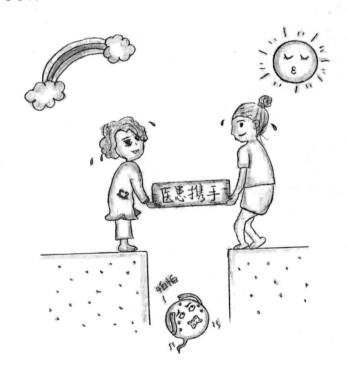

生活里有温暖美好的瞬间，也会有不顺心的时候，但请记住以下四点：

一、人生本就有缺憾，难能事事顺意。

二、慢下来，静下来，保持内心的安稳。

二、学会倾诉，感受抱团取暖。

四、拥抱自然，享受生活。

战胜小 E，需要医患携手努力！

战胜小 E，需要拿出我们的勇气和毅力！

战胜小 E，未来可期！